DIRECTOR DE COLECCIÓN
Patricio Garrahan

COLECCIÓN CIENCIA JOVEN 37

Genética y salud

Víctor B. Penchaszadeh

eudeba

Penchaszadeh, Víctor B.
La genética y la salud : aplicaciones de la genética para la salud. - 1a ed. - Buenos Aires : Eudeba, 2009.
80 p. : il. ; 14x20 cm. - (Ciencia joven)

ISBN 978-950-23-1687-1

1. Genética. I. Título
CDD 611.018 16

Eudeba
Universidad de Buenos Aires

1ª edición: noviembre de 2009

Av. Rivadavia 1571/73 (1033) Ciudad de Buenos Aires
Tel.: 4383-8025 / Fax: 4383-2202
www.eudeba.com.ar

Diagramación general: *Eudeba*

Impreso en Argentina.
Hecho el depósito que establece la ley 11.723

1. Introducción

Cuando en las primeras décadas del siglo XX se empezaron a describir enfermedades que se transmitían en familias, se vio que seguían patrones de herencia que había descrito décadas atrás Gregor Mendel[1]. Sin embargo, fue recién en la década de 1940 que se comprobó que las "partículas hereditarias" que había intuido Mendel no eran otras que el ácido desoxi-ribo-nucleico (ADN), que existe en el núcleo de las células, que contiene la información genética y que se transmite a las células hijas durante la división celular. En la segunda mitad del siglo XX, los descubrimientos en genética se sucedieron en forma vertiginosa hasta culminar, en 2003, con el secuenciamiento completo de la totalidad del ADN que constituye el genoma del hombre. Hoy se estima que el genoma de la especie humana contiene 25 mil genes[2], de los cuales se han identificado ya aproximadamente 15 mil. Entre ellos, se conocen por lo menos 2.000 genes cuyas alteraciones pueden determinar la aparición de enfermedades, o conferir susceptibilidad o predisposición[3] para que, en interacción con factores medioambientales, se desarrollen enfermedades.

Ahora bien, ¿cómo se relacionan estos descubrimientos de la genética humana con la salud y el bienestar de las personas? Hasta no hace mucho, teníamos la concepción de que los agentes de enfermedad provienen solamente de afuera del organismo: bacterias, parásitos, virus, tóxicos, deficiencias nutritivas,

[1] Gregor Mendel, un monje agustino austriaco, publicó en 1866 experimentos con vegetales realizados en un convento en lo que es hoy la República Checa, que lo llevaron a proponer que existen "unidades heredables discretas" responsables del desarrollo de ciertas características observables en los seres vivos y que son transmitidas por los progenitores a su descendencia siguiendo ciertas "leyes" de la herencia.

[2] Si bien el concepto de *gen* ha ido evolucionando con el tiempo, en este libro nos atendremos al concepto tradicional de que el gen es una unidad funcional del ADN que instruye a la célula a fabricar un polipéptido (proteína) específico.

[3] *Susceptibilidad y predisposición* genéticas son conceptos sinónimos, que implican la existencia de características en el genoma de una persona que aumenta su probabilidad de desarrollar una enfermedad si median factores medioambientales adversos (Ver sección 6.3).

traumatismos, violencia, etc. También pensábamos que los factores genéticos causantes de enfermedades eran raros y que consistían únicamente en alteraciones en un solo gen principal. Hoy sabemos que los factores genéticos también pueden, a través de la interacción con factores ambientales, influir el desarrollo de enfermedades comunes, como el cáncer, la arteriosclerosis coronaria, la diabetes, las enfermedades mentales y muchas otras. El concepto actual es que *todas* las enfermedades tienen tanto factores ambientales como genéticos en su causalidad y, por tanto, es cada vez más difícil distinguir entre enfermedades "genéticas" y "ambientales". Esta concepción, ampliada a todas las característica humanas, da por tierra con la falsa disyuntiva de "*herencia versus ambiente*" en el desarrollo humano.

Ahora bien, si creemos todo lo que se divulga en los medios masivos de comunicación, pensaríamos que la genómica es la solución para (casi) todos los males del ser humano, desde las enfermedades infecciosas, hasta las mentales, pasando por el cáncer y las enfermedades degenerativas. También estaríamos convencidos de que esa solución está a la vuelta de la esquina, en forma de pruebas para detectar predisposiciones genéticas en las personas y fármacos milagrosos basados en el conocimiento del genoma humano. La realidad, sin embargo, es mucho más compleja y no justifica ese optimismo acrítico. Como se verá en este libro, los factores genéticos en la mayoría de las enfermedades comunes que afectan al hombre, son solamente *predisponentes*. En cambio, los factores ambientales y sociales en que estamos inmersos son y seguirán siendo los mayores determinantes de salud y enfermedad, en interacción con nuestro genoma.

El desarrollo de la genética ha generado una revisión epistemológica sumamente interesante sobre la causalidad de las enfermedades. Por ello, la comprensión de la genética vinculada a la salud requiere el concurso de disciplinas tan diversas como la biología, la medicina, la salud pública, las ciencias sociales, la bioética y la biopolítica. Esta interdisciplinariedad hace que la genética médica sea tan apasionante y capte la imaginación y el interés de científicos, médicos, sociólogos, juristas, periodistas, hombres de negocios, etc. En este libro, examinaremos los principales tipos de enfermedades influidas por factores genéticos, cómo y por qué se producen, cómo se distribuyen en las poblaciones humanas, cómo influyen sobre la salud pública y de qué manera los avances científicos en genética se aplican para su prevención, control y tratamiento. En especial, llamaremos la atención sobre el *reduccionismo genético* (distorsión pseudocientífica de la genética que pretende que todos los fenómenos de la vida pueden reducirse a la acción de los genes), que es la base de la *genomanía* (la creencia errada de que la genética es la "panacea" para la solución de los problemas humanos), que tanto mal le hacen a la genética y a sus aplicaciones para la salud y el bienestar humanos.

Para comprender estos fenómenos, sin embargo, primero será necesario revisar algunos conceptos básicos de genética, lo cual podría resultar tedioso a primera vista. Ruego al lector entonces un poco de paciencia al comienzo, pues lo que viene después es sumamente interesante...

2. Salud y enfermedad. Salud individual y salud colectiva

¿Qué entendemos por salud? Hacemos nuestra la definición de la Organización Mundial de la Salud de que la salud no es solamente la ausencia de enfermedad, sino el *más completo estado de bienestar físico, mental y social.* Entre otras cosas, esto implica reconocer la complejidad del fenómeno salud-enfermedad y que los factores que intervienen en promover salud o en determinar enfermedad son numerosos y provienen de diferentes ámbitos (incluyendo el medio ambiente físico, mental y social, las condiciones de vida y trabajo, la exposición a gérmenes y tóxicos, las características genéticas y muchos otros). Es decir que aunque los factores genéticos sean importantes para desarrollar una enfermedad particular en una persona, las circunstancias ambientales y sociales en las que esa persona está inmersa son siempre parte indisoluble de las manifestaciones clínicas que presentará la enfermedad.

La mayoría de los médicos actúan sobre individuos y miden la eficacia de sus acciones por el efecto que tienen sobre individuos particulares. La *salud colectiva*, en cambio, se preocupa por el estado de salud *de la población* y de las medidas que promuevan la salud y que prevengan las enfermedades a nivel poblacional. Dado que el universo de acción de la salud colectiva es la sociedad misma, la evaluación de sus acciones debe siempre considerar los factores sociales en los cuales está inmerso el hombre y que influyen sobre su salud.

3. Estructura y función del genoma humano[1]

El *genoma* es el conjunto del material genético de una especie. El genoma humano está constituido por ácido desoxirribonucleico (ADN) y otras moléculas, empaquetados en estructuras llamadas *cromosomas*, localizadas en el núcleo de las células. En mucha menor proporción, el ADN se encuentra también en organelas citoplasmáticas llamadas *mitocondrias* (ver figura 1).

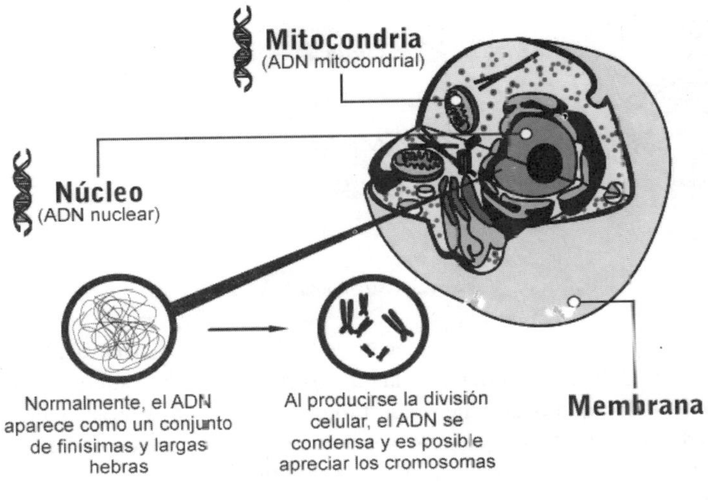

Figura 1. Célula con su material genético

El ADN es el componente principal del genoma y contiene la información que permite a la célula fabricar proteínas. Su estructura consiste en dos largas

[1] Para más información sobre genes y proteínas, consultar el libro de esta misma colección, *La intimidad de las moléculas de la vida*, de Martín Vázquez, Eudeba, 2005.

cadenas de unidades llamadas *nucleótidos*, compuestas a su vez por tres moléculas: un azúcar (desoxiribosa), un fosfato, y una base nitrogenada, de la cual hay cuatro tipos: adenina, guanina, citosina y timina. (ver figura 2).

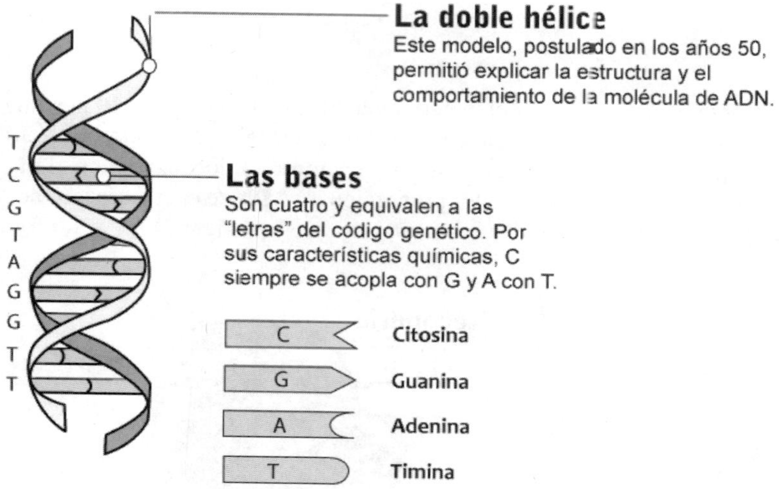

Figura 2. Estructura del ADN

La *secuencia* a lo largo de la molécula de ADN de las cuatro bases nitrogenadas constitutivas de los nucleótidos, es la que instruye a la célula sobre la secuencia de aminoácidos que debe tener cada proteína producida. Efectivamente, cada unidad de tres nucleótidos (*triplete* o *codón*) del ADN es una unidad de información que instruye a la célula a incorporar un aminoácido específico durante la construcción de un polipéptido. Este "manual de instrucción" del ADN es lo que se denomina *código genético* que, dicho sea de paso, es común a todas las especies vivientes en la Tierra. Los polipéptidos, por su parte, constituyen las proteínas que desempeñan funciones biológicas específicas en el organismo (proteínas estructurales y enzimas). El mecanismo por el cual la secuencia de ADN en él núcleo termina en un polipéptido en el citoplasma es sumamente complejo y su descripción excede el alcance de este libro. En forma muy esquemática y simplificada, involucra dos pasos fundamentales: la *transcripción* del código genético de una de las cadenas del ADN a una molécula de cadena simple, el ARN (ácido ribonucleico), que es transportado al citoplasma, donde ocurre la *traducción*, por la cual el ARN sirve de templete para la incorporación de amincácidos a la cadena polipeptídica en formación. (ver figura 3).

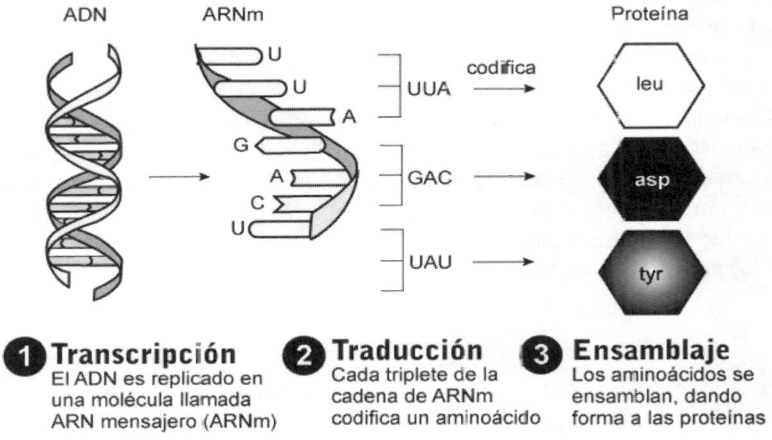

Figura 3. Del ADN a la proteína

Todas las células del organismo poseen el mismo genoma por duplicado, es decir que existen dos copias del ADN y dos ejemplares de cada cromosoma (los cromosomas que constituyen el par que contiene las dos copias del mismo ADN, se llaman *cromosomas homólogos* y el término *diploide* indica que la célula tiene contenido genómico doble. Las células humanas poseen 23 pares de cromosomas homólogos, un miembro de cada par proveniente de cada progenitor, los que albergan sendas copias de los mismos genes, excepto los genes ubicados en los cromosomas sexuales, ver abajo).

Ahora bien, si el *genoma* es el conjunto del material genético del organismo (ADN más otras moléculas que cumplen diversas funciones), ¿qué es un *gen*? A los efectos de este libro, definimos como *gen* a un segmento de ADN que contiene la información necesaria para que la célula produzca un *polipéptido* específico. Los genes están alineados longitudinalmente a lo largo del cromosoma y el lugar en que se asientan se llama *locus*, que significa "sitio" en latín (*loci* en plural). Así como el ADN, los genes también existen por duplicado y las dos copias de un mismo gen se llaman *alelos* y ocupan el mismo *locus* en cromosomas homólogos. Los 25.000 genes que se estima contiene el genoma humano, constituyen solo el 2% del total del genoma (*ADN codificante*). El 98% restante del genoma no codifica para ninguna proteína, no constituye genes y su función es aún desconocida (*ADN no codificante*). Como se verá después, esta característica tiene una importancia cardinal en la evolución humana y es muy útil para la identificación genética.

¿Cómo se hereda el genoma? La reproducción del ser humano requiere la formación de células sexuales reproductivas o *gametas* (*óvulo* en la mujer y *espermatozoide* en el varón), que contienen *una sola copia* de todo el ADN del genoma (contenido *haploide*, es decir un solo alelo de cada gen), contenida en 23 cromosomas. Estas células haploides se originan en células diploides que, por un mecanismo de división celular complejo (llamado *meiosis*), reducen su contenido genómico a la mitad, resultando en gametas con *un solo* ejemplar de cada par génico. (ver figura 4).

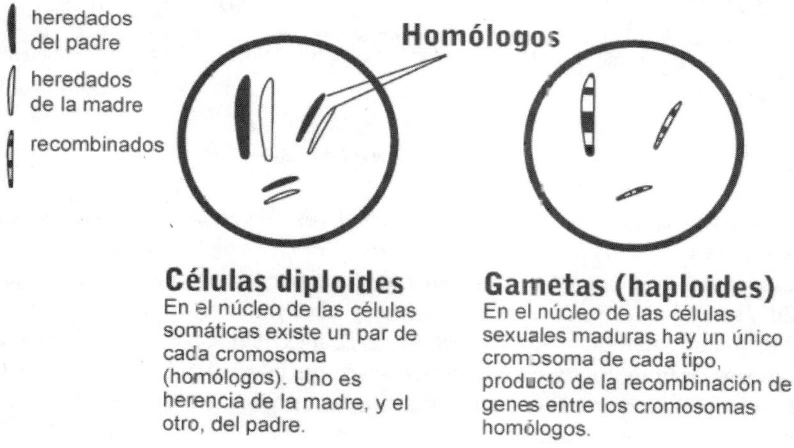

Figura 4. Células diploides y haploides

La unión del óvulo y el espermatozoide produce el *huevo cigoto*, en el que se reconstituye el contenido diploide del genoma, con el material genético nuevamente por duplicado (dos alelos de cada gen) Complejiza este proceso el hecho de que la especie humana posee un par de cromosomas *sexuales*, que difieren en la mujer y el varón: la mujer dispone de dos cromosomas sexuales denominados "X", mientras que el varón tiene un cromosoma "X" y un cromosoma "Y". Estos cromosomas se denominan *sexuales* pues albergan genes relacionados con la diferenciación sexual y su constitución genética es diferente: el cromosoma Y contiene solamente genes específicos de la diferenciación sexual masculina y sólo existe en varones, mientras que el cromosoma X, además de algunos genes relacionados con la diferenciación sexual, alberga centenares de genes no relacionados con la diferenciación sexual. Dado que la mujer posee dos cromosomas X, todos sus óvulos tendrán un cromosoma X. En cambio, el varón produce dos tipos de espermatozoides: unos con el cromosoma X y otros con el cromosoma Y. Si el espermatozoide con el cromosoma Y es el que fecunda al óvulo, resultará un huevo cigoto masculino (XY), mientras que si el espermatozoide fecundante posee el cromosoma X, el cigoto resultante será femenino (XX). Por lo tanto, la mujer y el varón difieren en que la mujer posee los genes del cromosoma X por duplicado, mientras que el varón dispone de una sola copia de esos genes y además una copia de los genes del cromosoma Y, que la mujer no posee. Por un mecanismo aleatorio de *inactivación* de uno de los dos cromosomas X que no describiremos aquí, en cada célula de la mujer (excepto las células reproductivas) funciona solo un cromosoma X, asegurando que varones y mujeres tengan la misma dosis génica de los genes ubicados en el cromosoma X.

No todo el ADN codificante se encuentra en los cromosomas en el núcleo celular. En efecto, una pequeñísima fracción del mismo reside en estructuras citoplasmáticas llamadas *mitocondrias* y codifica para varias enzimas relacionadas con la utilización del oxígeno para la energía celular Las mitocondrias existen en todas las células del organismo, excepto en los espermatozoides, que pierden el citoplasma en su formación. Por lo tanto, las mitocondrias son transmitidas a la descendencia a sólo a través del óvulo materno, de manera que todas las mitocondrias que poseemos las hemos recibido de nuestra madre y sus genes están en una sola copia. (A diferencia del ADN del núcleo de las células que existe en copia doble, con un ejemplar recibido del padre y otro de la madre). El código genético es *universal*, es decir que la secuencia de bases tiene el mismo significado para la síntesis de proteínas en el genoma de todas las especies vivientes de la Tierra. En otras palabras, el genoma "habla" en un solo idioma para todas las especies.

El genoma tiene la capacidad inherente de sufrir cambios en su estructura, es decir en la secuencia de bases del ADN. Estos cambios se llaman *mutaciones*, por las cuales ocurren sustituciones de una base por otra, pérdidas y duplicaciones de bases, y otras alteraciones. Las mutaciones génicas ocurren espontáneamente o inducidas por factores ambientales como radiaciones, virus y agentes químicos. Las mutaciones han estado ocurriendo (y siguen ocurriendo) en el ADN de todas las especies a lo largo de millones de años y, de hecho, son la materia prima de la *diversidad genética* de las especies (ver capítulo 5). La mutación en un gen puede o no determinar un cambio en el "manual de instrucción" (el código genético) del mismo, dependiendo del tipo de alteración y su ubicación en la cadena de ADN. Si el código genético se afecta en un gen, puede cambiar la información que recibe la célula y la proteína producida puede resultar defectuosa, deficiente o ausente. Los efectos de las mutaciones sobre el *fenotipo*[2] del individuo dependerán de la función de la proteína en cuestión y de cómo ésta haya sido afectada por la mutación en el gen que contiene la información para su producción. Cuando una mutación ocurre en el gen de una célula *somática* (todas las células del organismo, excepto las células reproductivas), sus efectos estarán restringidos al individuo en quien se produjo esa mutación (por ejemplo, mutaciones somáticas en genes relacionados con el crecimiento y reproducción celulares suelen causar cáncer en el individuo, pero no se transmiten a su descendencia). En cambio, cuando una nueva mutación ocurre en el ADN de las células reproductivas (mutaciones *germinales*), existe la posibilidad que ella sea transmitida a la descendencia junto al resto del genoma de acuerdo con las *leyes de la herencia* (ver Sección 6.2). Como se verá más adelante, este es el origen de la mayoría de las enfermedades genéticas.

No todas las mutaciones alteran el gen de manera que la proteína resultante tenga estructura alterada y función deficiente. En efecto, una mutación puede ser "silenciosa" (de efectos no discernibles) si el gen es alterado de una manera que no cambia el sentido del código genético o si ocurre en el 98% del genoma que no está constituido por genes codificantes.

[2] El fenotipo es todo lo observable y medible de las características de un organismo, y resulta de la interacción entre el genotipo (genoma) y el medio ambiente.

4. Mecanismos de herencia

Los padres transmiten a sus hijos una copia de su genoma, constituida por un alelo de cada uno de los 25.000 genes que se estima dispone la especie humana. El genoma de cada individuo interactúa con el medio ambiente para producir el *fenotipo*, es decir los rasgos observables y medibles (por ej., color de la piel, estatura, características faciales, características bioquímicas, manifestaciones de una enfermedad, etc.). El término *genotipo* se usa a veces como concepto general (sinónimo del conjunto del genoma) y, otras veces, en forma específica para un par de alelos o un conjunto particular de genes (por ej. el gen de la cadena beta de la hemoglobina) (ver figura 5).

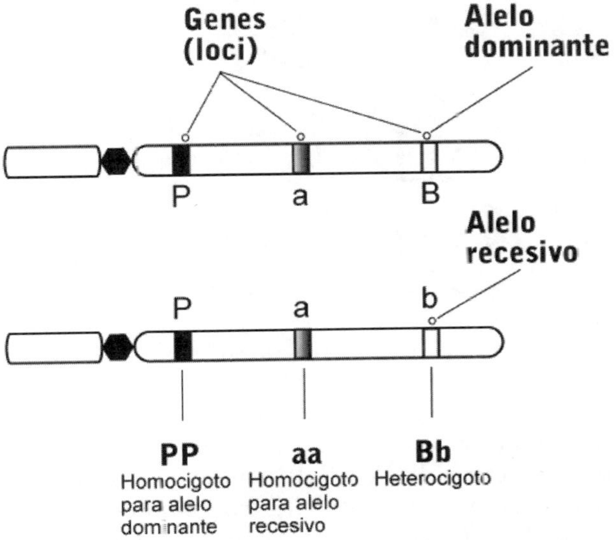

Dos cromosomas homólogos, uno heredado del padre y el otro de la madre.

Figura 5. Genes alelos

Las células germinales se encuentran en las gonadas de los individuos (ovarios y testículos) y a través de un complejo mecanismo de divisiones celulares sucesivas (*meiosis*) se producen las gametas: óvulo en la mujer, espermatozoide en el varón (ver figura 6).

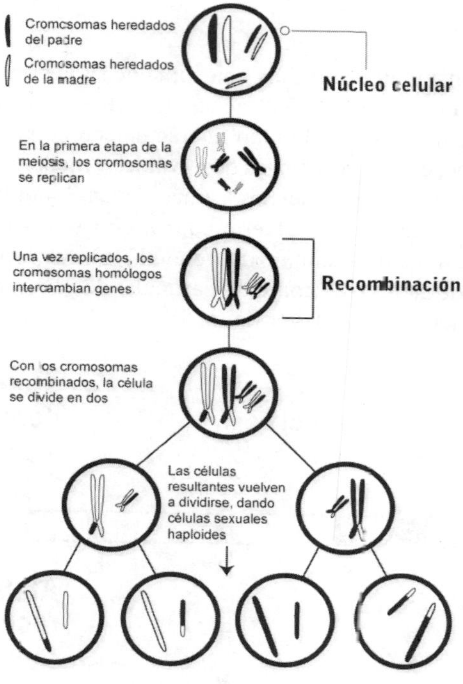

Figura 6. Meiosis

Previo a la meiosis, cada cromosoma homólogo contiene los genes alelos que ha recibido de cada progenitor. El primer paso de la meiosis es la *recombinación* (intercambio) de los alelos materno y paterno. El proceso de recombinación es un intercambio de alelos maternos y paternos, de manera que cada cromosoma homólogo resultante tiene una mezcla de los mismos. Para que ocurra la recombinación debe ocurrir primero un *entrecruzamiento* de los cromosomas homólogos en varios puntos, seguido de la rotura e intercambio de material genético entre los mismos. Un segundo paso de la meiosis es la separación o *segregación* de los nuevos cromosomas homólogos recombinados y su migración a células hijas diferentes. Estas células hijas se convertirán en las gametas, que tendrán la *mitad* del contenido genético diploide: un solo cromosoma de cada par homólogo (23 en total en la especie humana) y una sola copia de cada gen alelo. Cada uno de estos cromosomas tiene una combinación de alelos diferente de los antecesores y, dado que la probabilidad de cada alelo de transmitirse a una gameta particular es de 50%, los cromosomas resultantes tienen *en promedio* 50% de alelos maternos y paternos. En principio, el proceso de recombinación y segregación de cada gen es aleatorio e independiente de lo que ocurra con los otros miles de genes en los 23 pares de cromosomas. Sin embargo, si dos genes *diferentes* están en *loci* cercanos uno del otro en un mismo cromosoma, la probabilidad de que los alelos correspondientes se transmitan independientemente a una misma gameta disminuye: a menor distancia entre sí, menor es la probabilidad de recombinación entre sí, en un fenómeno que se llama *ligamiento*. Se dice que dos *loci* están ligados, cuando la probabilidad de recombinación entre sí es muy baja (ver figura 7).

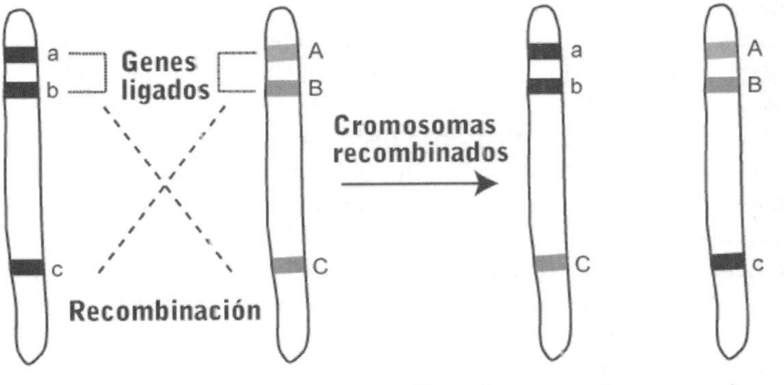

Durante la recombinación, en la meiosis, los cromosomas homólogos intercambian material genético al azar.

Sin embargo, cuanto menor es la distancia entre dos genes, mayor es la probabilidad de que permanezcan juntos, como a-b, y A-B.

Figura 7. Ligamiento genético

Los genes que se encuentran en cromosomas diferentes segregan sus alelos siempre en forma independiente y la probabilidad de que esos alelos se transmitan juntos al mismo cromosoma en la gameta es 50%. Debemos recordar que el fenómeno de ligamiento ocurre entre genes, independientemente de los alelos que ocupan esos *loci*. El conocimiento del fenómeno de ligamiento ha sido clave para ubicar en los cromosomas a muchos genes responsables de enfermedades (*mapeo génico*) (ver Sección 6.1).

Cuando los dos alelos en un *locus* son exactamente iguales se dice que el individuo es *homocigoto* en ese *locus*. En cambio, cuando los alelos tienen algunas diferencias en su secuencia de ADN (ya sea variaciones normales o mutaciones patológicas) el individuo es *heterocigoto* en ese *locus*. En ciertas enfermedades *monogénicas* (causadas por la mutación en un gen, ver Sección 6.2), la existencia de una mutación en *un* solo alelo es suficiente para que se manifieste el fenotipo patológico, pues la existencia del alelo normal no alcanza para evitar la enfermedad. En esos casos el individuo afectado es heterocigoto y se dice que el alelo mutado es *dominante*, es decir, "domina" al alelo normal, y éste está opacado por aquel (el alelo normal es *recesivo*). Estas enfermedades tienen un modo de herencia llamado *dominante*, en la que los afectados son heterocigotos con un alelo mutado, el que tiene un 50% de probabilidad de ser transmitido a cada hijo. Cada hijo de un afectado tiene un 50% de heredar el alelo mutado del progenitor afectado y con él, la enfermedad. Una característica de la herencia dominante es que los individuos enfermos generalmente tienen un progenitor afectado. En otras enfermedades monogénicas, en cambio, es necesario que *ambos* alelos del gen en cuestión estén mutados para que exista manifestación fenotípica de enfermedad (es decir, los enfermos son homocigotos para el gen recesivo), mientras que los individuos que tienen un alelo afectado y uno normal (heterocigotos) son sanos. Estas enfermedades tienen un modo de herencia *recesiva*, en la que los progenitores son heterocigotos sanos. Cada hijo tiene un 25% de probabilidad de que *ambos* progenitores le transmitan el alelo mutado. En las enfermedades recesivas los padres de los afectados generalmente son heterocigotos sanos. En rigor de verdad, no existe tal "dominancia" de un alelo sobre el otro, sino que cada alelo cumple su función de instruir (bien o mal) a la célula, independientemente del otro. Las características de dominante y recesivo, entonces, no son atributos de los genes mismos, sino de sus productos (proteínas) y del fenotipo.

5. Genes en las poblaciones. Mutaciones y variación genética

Como dijimos arriba, las mutaciones génicas vienen ocurriendo en el genoma de todos los seres vivos desde hace millones de años y son la materia prima de la evolución de las especies, al determinar cambios fenotípicos que puedan ser favorecidos o no por la selección natural. Sin embargo, la mayoría de las veces las mutaciones producen alteraciones desfavorables en el fenotipo, como las enfermedades monogénicas (Ver Sección 6.2). Las mutaciones que ocurren por primera vez en las células germinales de un individuo, no tienen efecto fenotípico en ese individuo, pero pueden transmitirse a sus descendientes, en cuyo caso nacen con el alelo mutado en todas sus células. El destino en la población, a largo plazo, de un gen mutado depende de por lo menos dos factores:

1) el azar, dado que cada individuo con la mutación puede transmitir el alelo mutado o el alelo normal con igual probabilidad (50%);
2) el efecto de la mutación sobre el fenotipo.

Si la mutación es dominante, todo descendiente que reciba el alelo mutado desarrollará el fenotipo en cuestión y, a la vez, cuando se reproduzca tendrá un 50% de probabilidad de trasmitir la mutación a cada hijo. Si el fenotipo determinado por la mutación es una enfermedad que causa la muerte antes de la reproducción (*mutación letal*), el alelo mutado desaparecerá de la población rápidamente, a menos que continúe produciéndose la misma mutación en células germinales de otros individuos. Por eso, la frecuencia de una mutación letal dominante de un gen en la población es igual a la frecuencia de las nuevas mutaciones en el mismo. En cambio, si el fenotipo no afecta significativamente la fertilidad de las personas que la portan, la persistencia de la mutación en la población a través de las generaciones dependerá del azar.

Si la mutación es recesiva, no habrá efectos sobre el fenotipo en la primera generación siguiente entre los que hereden la mutación (pues el otro progenitor aportará el alelo normal). En otras palabras, los descendientes que heredaron el gen mutado del individuo que sufrió la primera mutación germinal serán heterocigotos y no tendrán manifestaciones fenotípicas. La frecuencia del gen mutado en la población irá aumentando a medida que los heterocigotos que se vayan reproduciendo transmitan el alelo mutado a sus descendientes, lo que ocurre de acuerdo con el azar de la herencia (cada heterocigoto puede transmitir el gen mutado o el normal con un 50% de probabilidad en cada hijo). Si el fenotipo es una enfermedad, ésta se presentará en todos aquellos descendientes que posean la mutación en los *dos* alelos del gen. Para que esto ocurra, *ambos* progenitores deben ser heterocigotos y *ambos* deben transmitir el alelo mutado al descendiente, lo cual sucede con un 25% de probabilidad en cada hijo. Este fenómeno explica por qué los genes recesivos existen y se mantienen en la población principalmente en estado heterocigoto. Como veremos en seguida, la frecuencia de heterocigotos para un gen recesivo depende en parte del azar, pero también de fenómenos demográficos como la consanguinidad entre los padres y de la presión evolutiva de la selección natural.

Un buen ejemplo para analizar estos fenómenos es la enfermedad *anemia falciforme*, causada por una mutación recesiva en ambos alelos (homocigota) en el gen de la beta-globina, que normalmente constituye, en unión con la cadena alfa, la hemoglobina A del adulto. La mutación consiste en una sustitución de una base por otra (timina en lugar de adenina) en el codón número 6 de la cadena de ADN del gen de la beta-globina, lo cual determina un cambio del aminoácido que se incorpora en la posición 6 del polipéptido (valina en lugar de ácido glutámico). La beta-globina resultante se llama *beta-S* que, en unión con el alfa-globina, constituye la hemoglobina S, cuya capacidad deficiente de transportar oxígeno causa las manifestaciones clínicas de la enfermedad. Los homocigotos afectados producen solamente hemoglobina S (genotipo *SS*), mientras que los heterocigotos, que producen ambas cadenas, *beta-A* y *beta-S*, poseen ambas hemoglobinas, A y S (genotipo *AS*). La mutación *beta-S* se originó en forma independiente hace miles de años en varias regiones de África, el Mediterráneo, Medio Oriente e India.

Siendo una mutación recesiva, el gen *beta-S* comenzó a propagarse en esas poblaciones por transmisión hereditaria en estado heterocigoto sin causar enfermedad, hasta que el aumento de la frecuencia de la mutación en la población hizo que los apareamientos entre heterocigotos fueran más frecuentes. Como se dijo arriba, cuando los padres son heterocigotos, cada hijo tiene un riesgo de 25% de heredar *ambo*s alelos mutados y manifestar la enfermedad. La mutación *beta-S* se propagó en forma extensa por las regiones mencionadas, llegando a estar presente en estado heterocigoto en el 15% de la población (esta es la frecuencia actual en África Occidental). Dado que en épocas pretéritas (y todavía hoy en África y otras partes del mundo), la anemia falciforme era genéticamente letal (los homocigotos afectados morían antes de la edad reproductiva y sus genes no pasaban a la generación siguiente), era de esperar que la mutación hubiera desaparecido o mantenido en frecuencias poblacionales muy bajas. Una alta frecuencia podría ocurrir, sin embargo, si los heterocigotos se reprodujeran más que los homocigotos sanos, manteniendo así la mutación *beta-S* en estado heterocigoto en la población. Diversos estudios comprobaron que efectivamente los heterocigotos vivían más y tenían en promedio un mayor número de hijos que los homocigotos sanos. Posteriormente, se comprobó que la razón de esto es que los heterocigotos son más resistentes al paludismo *falciparum*, que era (y sigue siendo) una de las principales causas de muerte en las regiones en que apareció la mutación *beta-S*. La mejor sobrevida de los heterocigotos constituye una *ventaja selectiva*[1] con respecto a los homocigotos sanos y explica la persistencia de la mutación en las poblaciones, a pesar de la "pérdida" que ocurre cada vez que nace un homocigoto que no tiene descendencia. Esta ventaja selectiva, obviamente, ocurre sólo donde el paludismo es muy frecuente y la atención médica a los palúdicos lo suficientemente mala como para que su reproducción esté disminuida. Lamentablemente, esta sigue siendo la situación prevalente en muchas regiones pobres del mundo.

Ahora bien, en sus migraciones por el mundo el hombre lleva consigo su genoma y, en él, las mutaciones que han ocurrido en la población originaria. Las migraciones y la transmisión hereditaria de mutaciones a la descendencia por generaciones explican su presencia fuera de las regiones del mundo donde aparecieron originalmente. Por eso, la mutación *beta-S* existe, no sólo en África, Medio Oriente e India, sino en cualquier parte del mundo adonde hayan migrado grupos originarios de esas regiones. Y como el mestizaje es una característica de las poblaciones humanas, la anemia falciforme hoy existe en individuos de todas procedencias geográficas (por ello es un error pensar que es exclusiva de afrodescendientes).

Es pertinente mencionar aquí que el hombre, además de mantener características genéticas originadas por mutaciones acontecidas en el pasado en las regiones de donde provienen, ha ido acumulando también miles de nuevas mutaciones ocurridas en sus migraciones a lo largo de decenas de miles de años. Esta es la fuente de la inmensa diversidad genética que caracteriza a la especie humana, a pesar de que todos provenimos de esos *Homo Sapiens Sapiens* originados en África hace centenares de miles de años. Las mutaciones más estudiadas son

[1] Por *ventaja selectiva* se entiende que los heterocigotos tienen una probabilidad mayor de transmitir sus genes a la generación siguiente que las homocigotas sanos.

aquellas que producen efectos visibles, como enfermedades y defectos congénitos, por ocurrir en el ADN codificante (genes) y alterar el código genético de manera que la proteína resultante es deficiente o ausente. El Catálogo de Herencia Mendeliana OMIM tiene catalogados más de 10.000 genes que fueron descubiertos gracias a los efectos fenotípicos de sus mutaciones. Entre ellos, se cuentan por lo menos 2.000 genes cuyas mutaciones son responsables de otras tantas enfermedades monogénicas (ver Sección 6.2). Estas enfermedades se mantienen en la población por la conjunción de transmisión hereditaria y ocurrencia de nuevas mutaciones espontáneas, y su frecuencia varía en diferentes poblaciones de acuerdo con fenómenos reproductivos (por ejemplo, consanguinidad), demográficos (migraciones) y la eventual selección natural en contra, en los casos en que el fenotipo afecta la eficiencia reproductiva de los afectados. (Ver Sección 5).

Por otra parte, existen también mutaciones que, si bien ocurren en genes, no alteran significativamente el funcionamiento de la proteína resultante y, por lo tanto, no tienen efectos fenotípicos importantes. Los efectos son, por ejemplo, variaciones en la eficiencia del funcionamiento de ciertas enzimas (por ej. aquellas involucradas en ciertos pasos metabólicos, como la degradación del alcohol, fármacos, etc.) o la respuesta inmune (como los grupos sanguíneos y los antígenos de histocompatibilidad)[2]. Los diferentes alelos producidos por estas mutaciones se suelen llamar *polimorfismos genéticos* o *variaciones genéticas normales* pues son muy frecuentes y no afectan la salud.[3] Se piensa que en cada persona, por lo menos una tercera parte de los genes, tiene un par de alelos diferentes entre sí (es decir, una tercera parte del genoma codificante es heterocigoto).

Ahora bien, dada la extensión del ADN no codificante (98% del genoma), no debe sorprender que éste sea asiento de la mayoría de las mutaciones. Las mutaciones que ocurren en el ADN no codificante no producen efectos

[2] Para más sobre genética de la respuesta inmune, ver el libro de esta misma colección: A. Cauerhff. GH Docena, CA Fossati y FA Goldbaum: *Respuesta inmune*, Buenos Aires, Eudeba, 2005.

[3] El término *polimorfismo genético* se aplica a toda variación en el genoma que es relativamente frecuente (presente en por lo menos el 1% de la población) y que no está asociada a fenotipos anormales. Si bien estas variaciones no tienen efectos significativos sobre la salud, existen sugerencias que algunas han sido sujetas a efectos de selección natural. Por otra parte, estudios genómicos actuales están demostrando que algunos polimorfismos pueden asociarse a susceptibilidad (o resistencia) a desarrollar ciertas enfermedades (ver Sección 6.3).

fenotípicos y, por ende, son evolutivamente neutras (sin ventaja ni desventaja selectiva), lo que explica su acumulación en el genoma de la especie. Su aparición y destino en las poblaciones depende del azar, los patrones reproductivos y las migraciones. Las formas de mutación más frecuente en regiones no codificantes del genoma son las que originan cambios de una base por otra. Esto se denomina *polimorfismos de un nucleótido*, más conocidos por sus siglas en inglés: *SNPs* (*single nucleotide polymorphisms*), de los cuales ya han descubierto más de 3 millones, es decir por lo menos uno cada 1.000 nucleótidos (la longitud total del ADN humano es de tres mil millones de nucleótidos). Dado que los SNPs constituyen la fuente más significativa de variación genética en el hombre, su estudio contribuye al conocimiento de la distribución de esta variación en diferentes poblaciones. La evidencia de estos estudios es que, si bien los diferentes grupos poblacionales humanos (llamados antiguamente "razas"), varían *en promedio* en la frecuencia de algunos SNPs en el genoma, la variación genética se distribuye en forma continua en toda la especie, con la mayor parte de la misma existente *dentro* de esos grupos, más que *entre* grupos. Esta evidencia, más el hecho de que no existe ninguna característica genética exclusiva de ningún grupo en particular, desmiente que el concepto de "raza" tenga validez para delinear grupos humanos biológicamente distintos[4]. Recientemente se ha descubierto otro tipo frecuente de variación estructural en el genoma humano, que consiste en variaciones en el número de copias de ciertos segmentos cortos de ADN, con exceso o deficiencia de secuencias génicas y que ocurren por deleción (pérdida) o duplicación (ganancia) simple o por rearreglos genéticos complejos. Estas variaciones pueden ocurrir dentro o fuera de los genes y pueden alterar o no la función de uno o varios genes, dependiendo de su magnitud y de la función del o los genes afectados.

En síntesis, podemos decir que la fuente de la enorme variación genética que existe en el hombre son las mutaciones espontáneas que han ocurrido a lo largo de la evolución humana. Alguna de esta variación genética es evidente en las variaciones fenotípicas observables en la especie humana (color de la piel, características faciales, estatura, enfermedades genéticas y muchas otras). Sin embargo, los fenotipos están influidos no sólo por los genes, sino también por las circunstancias medioambientales (por ejemplo, la concentración alta de melanina cutánea en poblaciones expuestas por generaciones al sol ecuatorial o la estatura baja en poblaciones sujetas a deficiencias nutritivas crónicas).

[4] Para más información sobre este tema, ver R.Nagel: "Genética, razas y eugenesia", *Ciencia Hoy* 18 (105), junio-julio 2008, p.18.

6. Las enfermedades genéticas

Desde el descubrimiento de la estructura del ADN en 1953 por Watson y Crack, el ritmo de los nuevos conocimientos en genética humana fue vertiginoso. Durante las décadas de los 70 y 80 se perfeccionaron los métodos de análisis del ADN y se diseñaron metodologías para identificar los genes causantes de enfermedades en el hombre. Las técnicas de genética molecular, combinadas con el estudio del *ligamiento* entre genes permitieron el *mapeo* de muchos genes, es decir, su ubicación en el sitio específico (*locus*) que ocupan en el cromosoma. El invento en 1986 de la técnica de *reacción en cadena de la polimerasa* (conocida como PCR por sus siglas en inglés: *polymerase chain reaction*), significó un salto cualitativo importantísimo en el análisis del ADN, permitiendo obtener gran número de copias de un fragmento de ADN particular, partiendo de un mínimo. Su utilidad es que resulta mucho más fácil hacer investigación científica sobre el ADN amplificado. Para cuando comienza el Proyecto del Genoma Humano (PGH) a fines de los 80, ya se conocía la ubicación cromosómica de varias decenas de genes causantes de enfermedades. Los '90 fue la década de gran desarrollo del PGH, que completó el secuenciamiento de todo el genoma (tres mil millones de nucleótidos) en 2003, 50 años después de la descripción inicial de la doble hélice. El PGH fue esencial para mapear miles de genes a lo largo del genoma, lo que ha facilitado con creces el estudio de mutaciones en los mismos. Actualmente se conoce la ubicación y secuencia de ADN de por lo menos 15 mil de los 25 mil genes que se estima componen el genoma humano.

Cada vez es más difícil definir *enfermedad genética*, pues hoy se sabe que *todas* las enfermedades tienen componentes genéticos y ambientales. En efecto, aun en enfermedades claramente genéticas, debidas a una mutación génica específica como por ejemplo la anemia falciforme mencionada arriba, la influencia del medio ambiente (alimentación, hidratación, protección contra las infecciones, atención médica oportuna, etc.) es fundamental para explicar las manifestaciones y la severidad del trastorno. Por otro lado, incluso en enfermedades claramente "ambientales" como las infecciones, se conocen polimorfismos genéticos que determinan mayor resistencia o susceptibilidad al agente infeccioso. En realidad, son los factores ambientales los que determinan la mayor carga de enfermedad en las poblaciones humanas, aun determinando mayor o menos severidad en las manifestaciones de las enfermedades llamadas *genéticas*. Desde el punto de vista operativo, definimos *enfermedad genética* a aquellos trastornos de la salud en los que, si bien la influencia del medio ambiente es importante, los *factores genéticos* son claramente definitorios en su causalidad.

Cerca de dos mil enfermedades diferentes son causadas por mutaciones específicas en otros tantos genes. Estas enfermedades se llaman *monogénicas*, pues se deben a la mutación en *un* gen particular. Otros cambios en el ADN no *causan* enfermedad pero sí *predisponen* a que, en interacción con la exposición a factores ambientales adversos, se puedan desarrollar enfermedades como el cáncer, la arteriosclerosis coronaria, la hipertensión arterial, la diabetes y muchas otras. Estas enfermedades se llaman *multifactoriales* o *por interacción genético-ambiental*. Finalmente, otro tipo frecuente de alteración del genoma está relacionado más bien con la *cantidad* que con la *calidad* del material genético y comprende exceso o deficiencia de cromosomas enteros o segmentos cromosómicos con algunos pocos o hasta centenares de genes. Estos desequilibrios se llaman *anomalías cromosómicas*.

6.1 Enfermedades monogénicas

Las enfermedades *monogénicas* son aquellas causadas por una mutación en *un* gen en particular, que afecta la producción o la integridad de una proteína específica, lo que a su vez, desencadena un problema de salud. Se conocen cerca de 2.000 enfermedades causadas por mutaciones en un gen específico, entre ellas el albinismo, la hemofilia, la anemia falciforme, la talasemia, la fibrosis quística del páncreas y centenares más. La mayoría de estas enfermedades son individualmente poco frecuentes, afectando cada una de ellas entre 1 en 1000 y 1 en 100.000 recién nacidos, dependiendo de la enfermedad. En su conjunto, sin embargo, el 1-2% de los niños que nacen tienen manifestaciones, o las desarrollarán en el futuro, de una enfermedad monogénica. Ahora bien, el hecho de que el factor genético sea determinante en una enfermedad, no implica necesariamente que la enfermedad esté presente desde el nacimiento. En verdad, cada enfermedad genética tiene rangos de edad en que suelen manifestar síntomas. La inmensa mayoría de ellas presenta manifestaciones en la edad pediátrica y muchas ya presentan signos clínicos en el recién nacido. Sin embargo, otras no se manifiestan hasta entrada la adultez, aunque el gen afectado estaba presente ya desde la concepción. En este sentido, es importante distinguir el concepto de *genético* del concepto de *congénito*. El primer concepto se aplica al nivel de la alteración en el genoma que causa o predispone a una enfermedad (*un* gen afectado). *Congénito*, en cambio, es un concepto temporal, que implica un problema que está presente desde el nacimiento y que puede tener causas diversas. Existen muchos problemas de salud que están presentes al nacimiento y no todos ellos tienen causas genéticas, como por ejemplo las infecciones intrauterinas y las malformaciones causadas por la exposición fetal a teratógenos o de origen desconocido. Los defectos *congénitos*, entonces, pueden deberse a factores ambientales, genéticos o la interacción de ambos.

Los adelantos de la genética han permitido identificar el gen responsable de alrededor de 2.000 enfermedades monogénicas. Los tipos de mutaciones patológicas en el ADN son diversos. Las más comunes son las *mutaciones de punto*, en las que hay sustitución de una base por otra o pérdida o ganancia de una base en la cadena de ADN. También pueden existir *deleciones* (pérdida) o *expansión* (amplificación) de todo un gen o de un segmento del gen de varias bases. Los efectos de las mutaciones sobre el fenotipo dependen de numerosos factores: el tipo de mutación, el sitio del gen en que ocurre, la alteración en la estructura y función de la proteína resultante, la función biológica normal de esa proteína, etc. En el gen de la *hemofilia A*, por ejemplo, las mutaciones afectan la función de la *globulina antihemofílica o factor VIII,* un factor esencial en la coagulación. En la *distrofia muscular progresiva*, está afectada la *distrofina*, que normalmente mantiene la integridad de los músculos. En la *beta-talasemia*, no se producen cadenas beta de la hemoglobina. En cada uno de estos ejemplos, sin embargo, las mutaciones responsables son variables, lo que determina variaciones en la severidad de la enfermedad.

Las enfermedades monogénicas, como los genes responsables de las mismas, se heredan siguiendo las leyes de herencia. Teniendo en cuenta si la enfermedad se expresa en forma dominante (manifestación clínica con un solo alelo alterado) o recesiva (manifestación clínica solamente cuando los dos alelos del gen están alterados) y de si el gen está ubicado en un cromosoma autosómico o sexual, se distinguen los siguientes patrones de herencia.

6.1.1 Enfermedades con herencia autosómica dominante (ver figura 8)

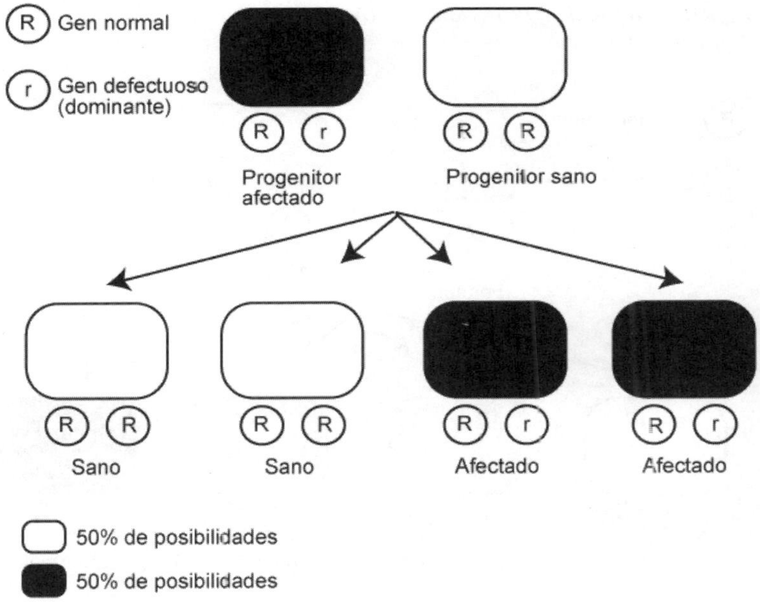

Figura 8. Herencia autosómica dominante

La enfermedad está causada por un alelo mutado en estado heterocigoto de un gen ubicado en alguno de los cromosomas *autosomicos*[1], del número 1 al 22. La persona enferma hereda el alelo afectado de un progenitor igualmente afectado.[2] Los hijos de un afectado tienen un 50% de probabilidad de heredar el alelo afectado y, con él, la enfermedad. Se conocen centenares de enfermedades

[1] Los autosomas son todos los cromosomas excepto los sexuales.

[2] En algunos casos, sin embargo, el enfermo es resultado de una nueva mutación en las células germinales de un progenitor, que no está afectado. En otros casos, cuando la enfermedad es de comienzo tardío, el progenitor con el gen afectado puede transmitirlo a sus hijos a pesar de no haber aún manifestado la enfermedad.

autosómicas dominantes, entre las que se encuentran la acondroplasia, la corea de Huntington, la neurofibromatosis, varias enfermedades neurológicas degenerativas, varios tipos de sordera y ceguera, y muchas otras.

6.1.2 Enfermedades con herencia autosómica recesiva (ver figura 9)

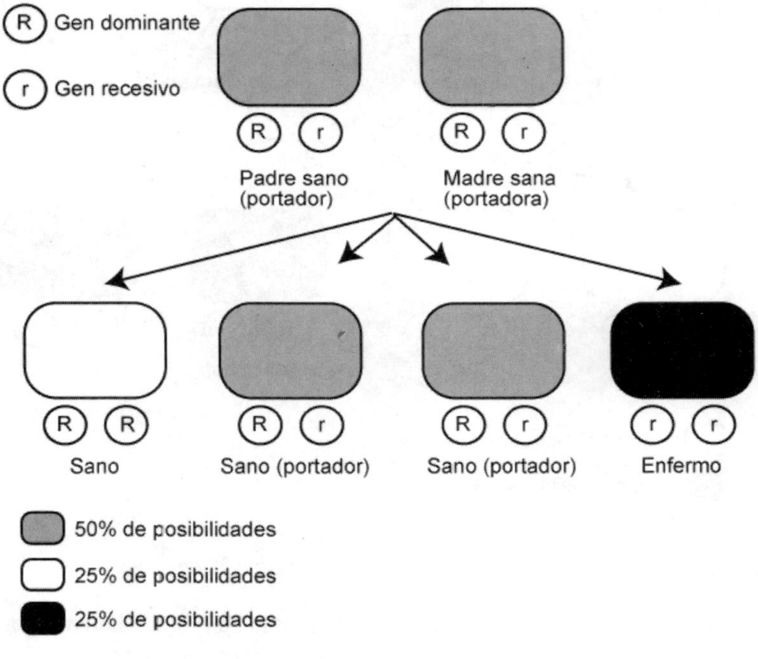

Figura 9. Herencia autosómica recesiva

La enfermedad está causada por la dosis doble (homocigoto) de una mutación en un gen ubicado en alguno de los cromosomas autosómicos, del número 1 al 22. Los padres de un afectado son heterocigotos y libres de la enfermedad (portadores sanos). Los hijos de padres portadores tienen un 25% de probabilidad de heredar ambos alelos afectados y desarrollar la enfermedad. Se conocen centenares de enfermedades autosómicas recesivas, entre las cuales se encuentran la fenilcetonuria, la fibrosis quística del páncreas, la anemia falciforme, la talasemia y deficiencias enzimáticas que causan errores congénitos del metabolismo.

6.1.3 *Enfermedades con herencia ligada al sexo (ver figura 10)*

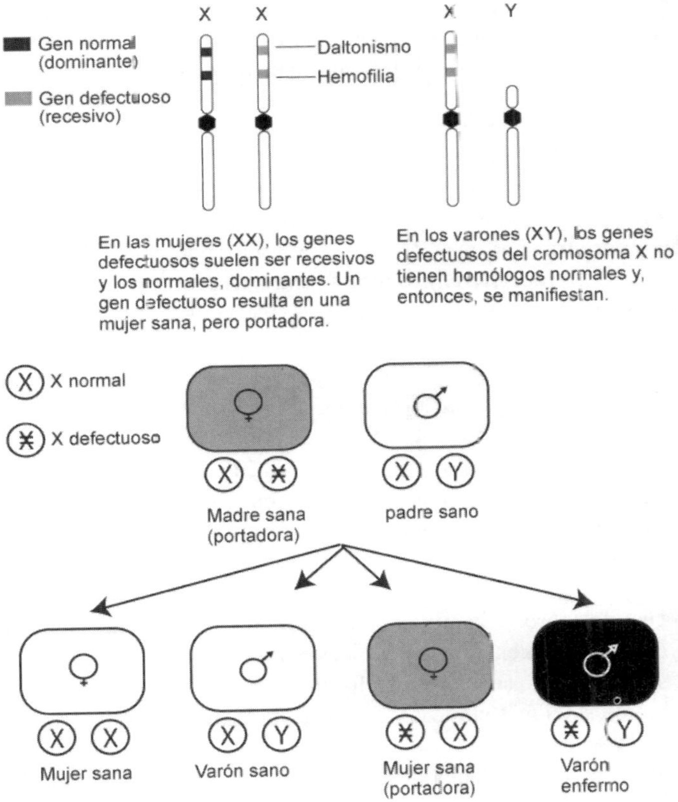

Figura 10. Herencia ligada al sexo

Si bien en teoría la herencia ligada al sexo implica la herencia de genes ubicados en los cromosomas sexuales (X e Y), en la práctica se trata principalmente de los genes ubicados en el cromosoma X, pues los genes del cromosoma Y están involucrados casi exclusivamente en la diferenciación sexual masculina y su alteración produce generalmente esterilidad. Dado que la mujer tiene dos cromosomas X y el varón uno solo, la herencia de los genes ubicados en el cromosoma tiene características especiales. Las mujeres transmiten uno de sus cromosomas X a cada hijo mujer o varón. (El varón es varón porque recibe el cromosoma Y de su padre). Además, la mayoría de los genes del cromosoma X involucrados en enfermedades se manifiestan en forma recesiva y los afectados son varones que han recibido el gen mutado de su madre heterocigota (portadora) sana. Los hijos varones de la portadora de un gen recesivo ubicado en el cromosoma X tienen un 50% de probabilidad de heredar el gen mutado y con él, la enfermedad. Las hijas mujeres que reciben el gen recesivo serán portadoras como la madre, pues heredan también el X con el alelo normal del padre. Por otra parte, todas las hijas mujeres de un varón afectado serán portadoras. Claro que si un varón afectado tiene hijos con una mujer portadora, podrá tener hijas mujeres afectadas (fenómeno descrito pero muy raro), pero no varones afectados pues nunca transmitirá su cromosoma X a los varones. Se conocen decenas de enfermedades recesivas ligadas al X, entre las cuales se encuentra las hemofilias A y B, la distrofia muscular progresiva y el síndrome de retardo mental por X frágil.

6.1.4 Distribución poblacional de las enfermedades monogénicas

La mayoría de las enfermedades monogénicas tiene prevalencias variables en diferentes poblaciones, lo que depende de combinaciones variables de los siguientes factores (recordar el ejemplo de la anemia falciforme que dimos arriba):

- cuándo apareció la mutación por primera vez y en qué población;
- con qué frecuencia ocurren nuevas mutaciones;
- si la mutación se expresa en forma dominante o recesiva, cuáles son sus manifestaciones clínicas y cómo afecta la sobrevida y la reproducción de los afectados;
- el proceso de selección natural (por ej. ¿hay ventaja selectiva de los portadores recesivos sanos?);
- fenómenos demográficos como la consanguinidad, los patrones reproductivos, las migraciones, el *efecto fundador* [3];
- deriva genética debida al azar.

[3] Se entiende por *efecto fundador* el hecho de que un miembro de un grupo fundador de una población sea el introductor en esa población de un gen para una enfermedad determinada, que luego se expanda en las generaciones subsiguientes.

6.1.5 Grupos étnicos y enfermedades monogénicas

Teniendo en cuenta lo relatado arriba y dado que muchos grupos humanos comparten origen geográfico e historias comunes y que es más probable que tengan uniones dentro del grupo que con personas externas al grupo, no debe sorprender que algunas enfermedades genéticas sean más frecuentes en algunos grupos humanos que en otros. La explicación de esto suele ser que en algún momento de la historia de esa población ocurrió una mutación en un gen (mutación *fundadora*) que se fue transmitiendo por herencia a los descendientes. Entre los numerosos ejemplos de variación "étnica" de enfermedades monogénicas podemos citar los siguientes:

- la ya citada *anemia falciforme*, que es más frecuente (pero no exclusiva) en poblaciones de África Occidental, Medio Oriente e India y sus descendientes;
- las *talasemias* (anemias hereditarias por deficiencia de síntesis de cadenas de hemoglobina) con frecuencia alta en poblaciones originarias de África, el Mediterráneo y el Sudeste Asiático;
- la *fibrosis quística del páncreas (*enfermedad causada por un defecto en el gen de la proteína que regula el transporte de sodio a través de la membrana celular y que causa síntomas digestivos y respiratorios), más frecuente en población del norte de Europa;
- las enfermedades de *Tay-Sachs* (neurodeneración debida a deficiencia de la enzima hexosaminidasa A), de *Gaucher* (deficiencia de la enzima glucocerebrosidasa) y la *disautonomía familiar*, varias veces más frecuente en población judía europea que en otros grupos humanos.

6.1.6 Acúmulos geográficos de enfermedades monogénicas

Además de las variaciones "étnicas" en enfermedades monogénicas, algunas de estas enfermedades presentan frecuencia altísima en algunas poblaciones. Esto ocurre generalmente por la combinación de dos fenómenos. El primero es la introducción de un gen mutado en una población por alguien del exterior, que luego se reproduce y transmite la mutación a sus descendientes (*efecto fundador*). Pero para que esa mutación alcance una frecuencia muy alta, debe ocurrir luego un segundo grupo de fenómenos. En primer lugar, la persona "fundadora" debe reproducirse y cuanto más se reproduzca más genes mutados introducirá en la población. En segundo lugar, se requiere que la población esté relativamente aislada del exterior y que sus integrantes tiendan a quedarse en ella sin emigrar (barreras geográficas, económicas, políticas o culturales), de manera que el gen mutado introducido en la población permanece en ella. Los otros fenómenos dependen de si la mutación se expresa en forma dominante o recesiva y si afecta la reproducción de los afectados.

Si la enfermedad es dominante, la diseminación del gen mutado es proporcional a la reproducción del primer afectado (el "fundador") y de los descendientes que heredaron la mutación. Por ello, este fenómeno se ha descrito sobre todo en enfermedades dominantes de comienzo clínico tardío, luego de la edad reproductiva. Un ejemplo conspicuo es la *corea de Huntington* ("mal de San Vito"), enfermedad relativamente rara en todo el mundo, pero muy frecuente en la zona del Lago de Maracaibo, Venezuela, donde fue introducida probablemente a comienzos del el siglo XIX por alguien del exterior. Dado su comienzo tardío (los síntomas recién aparecen después de los 40 ó 50 años de edad), los afectados se reproducen antes de tener síntomas y sin saber que portan el gen anormal. En unas pocas generaciones el número de enfermos de corea de Huntington en esa zona ascendió a varios centenares, con miles de hijos (que tienen un 50% de probabilidad de haber heredado el gen mutado). Otro ejemplo de una enfermedad dominante de comienzo tardío con la que ocurrió algo similar es una enfermedad neurodenerativa llamada *atrofia espinocerebelosa* que en la provincia de Holguín, Cuba, tiene la mayor frecuencia registrada en el mundo, con varios centenares de afectados y varios miles de personas en riesgo. Es de imaginarse la seria problemática de salud pública que plantean estas situaciones, no solo porque son enfermedades invalidantes y sin tratamiento, sino porque en general ocurren en poblaciones pobres de países con escasos recursos. Ya veremos más adelante cuáles son las estrategias para enfrentar estos problemas.

Para que se produzcan concentraciones de alta frecuencia de una enfermedad recesiva, los mecanismos genéticos son diferentes, pues para que ocurra una persona enferma se requiere que *ambos* progenitores sean portadores heterocigotos sanos de la mutación responsable. Esta circunstancia ocurre en ciertas poblaciones, muchas veces a partir de un *efecto fundador*, y luego favorecida por matrimonios consanguíneos, alto número de hijos y tendencia a no emigrar. Con el correr de las generaciones el gen mutado con expresión recesiva se irá transmitiendo y acumulando en la población entre heterocigotos sanos, hasta que comienzan a ocurrir matrimonios entre heterocigotos y aparecen individuos afectados. Por razones obvias, las parejas consanguíneas (pertenecientes a la misma familia) tendrán más probabilidades de semejanza genética y de ser *ambos* heterocigotos para un gen recesivo. Entre los numerosos ejemplos de estos fenómenos, podemos citar tres en la Argentina en que la frecuencia de la enfermedad es muchas veces superior a los promedios registrados en otras partes del país y del mundo: (1) una forma de *gangliosidosis* (enfermedad de depósito de glucolípidos por deficiencia enzimática) en la zona de Traslasierra de la provincia de Córdoba, Argentina; (2) *albinismo* (deficiencia de melanina) alrededor del pueblo de Aicuña en La Rioja y (3) el síndrome de Ellis van Creveld (asociación de cardiopatía congénita y polidactilia en Entre Ríos). Estas enfermedades en altos números generan una situación crítica para los pacientes, sus familias y los servicios de salud.

6.2. Enfermedades multifactoriales por interacción genético-medioambiental

La mayoría de las enfermedades que afectan al hombre son el resultado de interacciones complejas y de larga duración entre *factores medioambientales* (clase social, alimentación, infecciones, exposición a tóxicos, condiciones de vida y trabajo, estrés psicosocial, etc.) y *factores genéticos predisponentes* aportados por múltiples genes de efecto individual pequeño. Estas enfermedades se denominan *multifactoriales* o *complejas*, justamente por la intervención de múltiples factores y la complejidad de su causalidad. Se incluyen aquí la mayoría de las enfermedades comunes, como el cáncer, la arteriosclerosis coronaria, la hipertensión arterial, la diabetes, ciertas enfermedades mentales como la depresión bipolar y la demencia de Alzheimer, la epilepsia, algunas malformaciones congénitas y muchas otras.

Mientras que en las enfermedades monogénicas el efecto de una mutación génica suele ser suficiente para causar enfermedad (aunque siempre con influencia del medio ambiente), en las enfermedades multifactoriales las mutaciones en los genes *no causan* enfermedad, sino que sólo confieren *susceptibilidad o predisposición* aumentada a desarrollarla y sólo si median factores ambientales adversos. Es decir, en estos casos el factor genético no es suficiente para causar enfermedad y muchas veces ni es necesario, dado que la mayoría de las veces estas ocurren en ausencia de predisposición genética conocida. En

[4] El *riesgo atribuible* de un factor causal es la proporción en que disminuiría la frecuencia de una enfermedad si ese factor es removido. En otras palabras, cuánto de la frecuencia de esa enfermedad es *atribuible* a ese factor.

efecto, el *riesgo atribuible*[4] a factores genéticos en enfermedades como el cáncer de colon, la arteriosclerosis coronaria, el accidente cerebrovascular y la diabetes, es menor del 20% (es decir que la predisposición genética explica sólo un 20% de la frecuencia de esas enfermedades). Se ha visto también que, individualmente, los genes conocidos y sus variaciones tienen un efecto predisponente muy bajo para esas enfermedades. Ello es porque su intervención en el fenotipo es de muy baja penetrancia.

Recientemente se ha descubierto que factores ambientales son capaces de afectar el genoma y causar cambios fenotípicos, aun sin modificaciones en la secuencia del ADN. Estos fenómenos se denominan *epigenéticos* y están relacionados con la activación e inactivación de ciertos genes por modificaciones moleculares en el ADN sin cambios en su secuencia (por un proceso químico de metilación de la base citosina en algunos nucleótidos) o en la *cromatina* (proteína que envuelve el ADN). El *epigenoma* (características del genoma no relacionadas con la secuencia de bases del ADN) es muy sensible a factores ambientales (micronutrientes, radiación a bajas dosis, manipulaciones del embrión en la fecundación asistida, estrés materno durante la gestación y otros). Los cambios epigenéticos revelan un papel fundamental del medio ambiente en la regulación de la expresión génica y, entre otras cosas, podrían modificar la susceptibilidad a enfermedades comunes. Además, al ser heredables, podrían explicar la transmisión hereditaria de "caracteres adquiridos". Este campo es actualmente motivo de intensas investigaciones.

Algunos investigadores piensan que si se pudiera estudiar el efecto *conjunto* de centenares de genes sobre una enfermedad multifactorial determinada, sí se demostraría una influencia genética mayor. Entre los métodos utilizados en estos estudios se cuentan tecnologías avanzadas como el *escaneo genómico total* y el uso de *microarrays de ADN*. El primero compara el genoma de pacientes con una enfermedad con el genoma de personas sin la enfermedad y busca encontrar diferencias entre unos y otros que expliquen la ocurrencia de la enfermedad. El segundo combina en una plataforma numerosos genes seleccionados y sus mutaciones, con el propósito de hacer pruebas genéticas múltiples y así encontrar predisposiciones genéticas debidas, ya no a un solo gen, sino al efecto aditivo de muchos genes.

Si bien es frecuente leer en la prensa científica y lega que "*se detectó un gen que predispone a...*", los descubrimientos suelen ser muy cuestionables y la mayoría de las veces no pueden ser reproducidos por otros autores. Lamentablemente, y a pesar de los ingentes recursos invertidos, aún no se han logrado determinar factores genéticos que expliquen una proporción significativa de la frecuencia de enfermedades comunes en la población. Más importante aún, todavía no hay ejemplos claros en que el hallazgo de una predisposición genética para cualquiera de estas enfermedades se traduzca en intervenciones preventivas o terapéuticas eficaces. Por otra parte, las características genéticas no son modificables (toda aseveración diferente es ciencia ficción), mientras que los factores ambientales determinantes (mala nutrición, exposición a noxas y contaminaciones, estrés, etc.) sí lo son por políticas sociales y acciones individuales. (Ver sección 8.6)

6.3. Anomalías cromosómicas

Un tercer grupo de enfermedades genéticas lo constituyen las *alteraciones cromosómicas*, caracterizadas por cambios en el número o estructura de los cromosomas, lo que determina un desequilibrio en la cantidad de material genético, por exceso o deficiencia de un cromosoma completo o de parte de uno. Estas alteraciones ocurren, en general, en forma esporádica (no hereditaria) por errores en las divisiones celulares que producen óvulos y espermatozoides. El error más común consiste en la falta de separación de los cromosomas homólogos en la meiosis, resultando en gametas con dos cromosomas homólogos (*diploides)* en lugar de uno *(haploides)* y que, al participar en la fecundación, producen un embrión con tres cromosomas homólogos (*trisómico*) o con uno solo (*monosómico*). La existencia de exceso o deficiencia de material genético altera el desarrollo embrionario, fetal y postnatal, y los pacientes suelen presentar malformaciones congénitas, deficiencias cognitivas y otros problemas. Las causas del error en la meiosis no son bien conocidas, aunque se sabe que algunos factores lo incrementan, como la exposición a radiaciones y virus y la edad materna avanzada. En efecto, estudios en pacientes con trisomía del cromosoma N° 21 (la base del síndrome de Down) demuestran que la frecuencia del trastorno aumenta significativamente a medida que aumenta la edad de la madre, especialmente a partir de los 35 años. Si bien las razones de ello son desconocidas, se presume que la acumulación de eventos deletéreos a lo largo de la vida en los cromosomas de las células reproductivas de la madre, lleva a sufrir errores en las divisiones celulares que producen los óvulos.

Las anomalías cromosómicas son relativamente frecuentes en los embriones y es común que causen el aborto espontáneo de la gestación afectada. Se estima que durante el primer trimestre de gestación se elimina espontáneamente el 70% de los embriones con desequilibrios cromosómicos. Los nacimientos a término de niños con alteraciones cromosómicas son entonces solamente una pequeña fracción de los que son concebidos. La frecuencia de recién nacidos con anomalías cromosómicas es aproximadamente de 5 por mil, o 1 en 200 nacimientos. Específicamente para el síndrome de Down, la frecuencia al nacimiento depende de la edad materna: de 1 en 1000 en mujeres menores de 30 años hasta 1 en 100 o más en madres mayores de 35 años.

Las anomalías cromosómicas se estudian mediante los análisis cromosómicos, que visualizan los cromosomas al microscopio y detectan cambios numéricos y morfológicos. El cariotipo es el análisis de todos los cromosomas y su ordenamiento de acuerdo con estándares convencionales (ver figura 11).

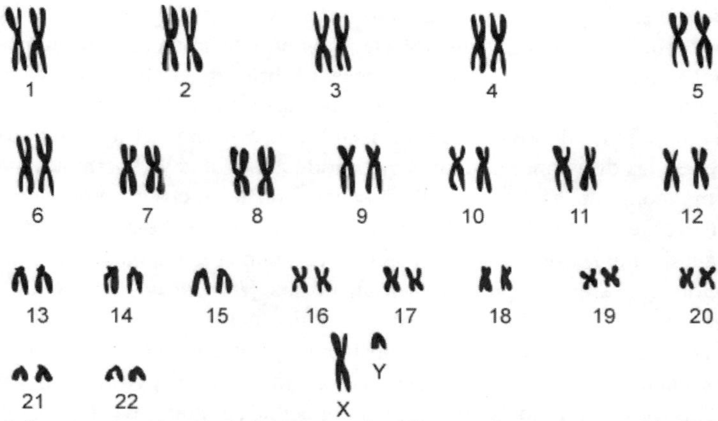

Cariotipo de un varón, en el que se aprecian 22 pares de cromosomas X más un par sexual con el cromosoma Y

Figura 11. Cariotipo del varón

Las mejorías tecnológicas permiten actualmente estudios sumamente detallados en forma semi-automatizada. Recientemente ha aparecido una nueva tecnología, la *hibridización genómica comparada* (o GCH por sus siglas en inglés: *comparative genomic hybridization*), que detecta variaciones genéticas cuantitativas (excesos y deficiencias) en forma muy sensible y automatizada, lo que puede llevar a reemplazar los tediosos análisis cromosómicos tradicionales.

6.4 ¿De qué se enferma la gente?

Las principales maneras de medir la enfermedad en las poblaciones son las estadísticas de *morbilidad* (enfermedad) y de *mortalidad*, analizadas por edad, sexo y otras variables (por país, por grupos de países, por clase social, etc.). Las principales causas de enfermedad y muerte a nivel poblacional dependen principalmente del producto bruto interno del país en que uno nace y vive, y de la clase social en la que le haya tocado vivir. A mayores recursos económicos, menor mortalidad infantil y materna, mayor expectativa de vida, y menor incidencia de enfermedades infecciosas y nutricionales. Todo indica que la salud depende fundamentalmente de factores medioambientales, sociales y económicos, más que de la constitución genética de las personas. De acuerdo con la Organización Mundial de la Salud, las diez principales causas de muerte en el mundo en todas las edades son (entre paréntesis los porcentajes sobre el total): infarto de miocardio (12.2%), accidentes vasculares cerebrales (9.7%), neumonía (7.1%), enfermedad pulmonar obstructiva crónica (5.1%), VIH/SIDA (3.5%), tuberculosis (2.5%), cáncer de pulmón (2.3%), accidentes de tránsito (2.2%) y prematuridad y bajo peso al nacer (2.0%). Si analizamos sólo las muertes en los primeros cinco años de vida, donde los defectos congénitos y las enfermedades genéticas tienen mayor peso, vemos que las seis causas primeras causas de muerte (entre los 10 millones de niños en ese grupo de edad que fallecen por año) constituyen el 75% de las muertes y son, en orden decreciente: infecciones respiratorias (17%), diarreas (17%), bajo peso al nacer (11%), infecciones del recién nacido (9%), asfixia del recién nacido (8%) y malaria o paludismo (7%).

Parece claro que las principales causas de enfermedad y muerte en el mundo tienen que ver con infecciones y mala atención sanitaria. Estas proporciones son diferentes de acuerdo con el ingreso bruto *per cápita* del país, y más aún por clase social, pues en los países ricos y en las clases sociales altas de todos los países, las infecciones y la deficiencia alimentaria son menos frecuentes y los recursos para la atención de salud son mayores.

Y ¿cómo figuran las enfermedades genéticas en este cuadro? Pues no es fácil encontrar la respuesta en el fárrago de estadísticas de salud, en gran medida por falta de definición de lo que es "genético" y también por la falta de precisión de las estadísticas. Si nos atenemos a la definición más restrictiva que adoptamos arriba y le agregamos los defectos congénitos de causa desconocida, podemos decir que aproximadamente el 3-4% de los niños que nacen vivos padece un defecto congénito de causa genética o desconocida. Una aproximación sobre la mortalidad por estas causas nos la da la Organización Mundial de la Salud, que informa que el 37% de las muertes en los primeros cinco años de vida, ocurre en el primer mes de vida y, de ellas, el 8% son debidas a anomalías congénitas o enfermedades genéticas. A esto habría que sumarles una buena proporción del 4% de las muertes en ese grupo de edad debidas a "enfermedades no-transmisibles", categoría que se nutre principalmente de trastornos genéticos. O sea que podríamos decir que por lo menos un 5% de la mortalidad en menores de cinco años es debida a trastornos genéticos y defectos congénitos de causa desconocida. Esto no es mucho ni poco. La importancia de los problemas de salud no se mide solamente por su frecuencia ni por su impacto en la mortalidad. Otros factores importantes están relacionados con la gravedad de las manifestaciones clínicas, la invalidez que ocasionan durante toda la vida, la dificultad de su prevención y la complejidad y costo de su tratamiento. Por otra parte, las enfermedades hereditarias afectan negativamente la autoestima de los afectados y sus familiares, generando sentimientos de culpa y ansiedad, a los que se agregan el estrés de la estigmatización y discriminación de que suelen ser objeto por la sociedad. Estos factores hacen que las enfermedades genéticas alteren la dinámica familiar e impongan una carga de estrés psicológico agregados a la discapacidad orgánica. Por todo ello, no es ético ni acorde con el derecho humano a la salud, argumentar que como las enfermedades genéticas son poco frecuentes, no merecen la atención de los profesionales y los organismos de salud.

La importancia numérica de los trastornos genéticos aumentaría si incluyéramos en la definición a las enfermedades comunes con "contribución" de factores genéticos, pues en ese caso entrarían también el cáncer, las enfermedades cardiovasculares, la diabetes y muchas más, que causan la mayor parte de la morbimortalidad en el hombre. La inclusión de toda esta patología en la categoría "genética", sin embargo, sería engañosa, pues sus determinantes principales siguen siendo factores medioambientales: exposición a tóxicos y mutágenos (agentes causantes de mutaciones), condiciones de vida y trabajo, educación, vivienda, alimentación, ejercicio, etc. Además, como veremos más adelante (ver Sección 8.6), la participación de factores genéticos en las enfermedades comunes no cambia mucho las estrategias para su prevención y tratamiento, que están basadas en el control de los factores ambientales de riesgo.

7. Aplicaciones de la genética para promover la salud y prevenir enfermedades

A esta altura ya estamos en condiciones de examinar críticamente qué ofrece la genética para el mejoramiento de la salud humana. Vayamos por partes y veamos primero qué nos enseña la historia...

7.1 Políticas de salud, genética y eugenesia

Las enfermedades influidas significativamente por factores genéticos tienen suma importancia social pues suelen presentar trastornos físicos y/o mentales crónicos que comprometen seriamente la salud y la calidad de vida de los afectados y sus familias. El estigma, la discriminación y las inequidades en el acceso a los servicios de salud son cargas agregadas por una sociedad individualista y poco solidaria.

Antes de aludir al uso actual de la genética en las políticas de salud, es conveniente mencionar que la genética fue un arma de dominación de poderosos contra débiles en el último cuarto del siglo XIX y la primera mitad del siglo XX en Europa y Estados Unidos. En ese entonces, las élites dominantes estaban muy preocupadas con los crecientes conflictos derivados de las luchas sociales del movimiento obrero por mejoras en condiciones de vida y trabajo. Entre las múltiples medidas para la defensa del poder y el orden establecido, las clases dominantes, asustadas por la mayor reproducción en las clases populares, esgrimieron el "peligro de degeneración de la raza" y, sacando de la manga la pseudociencia de la *eugenesia*, establecieron políticas de esterilización a quienes pudieran tener descendencia con "características indeseables", definidas obviamente desde el punto de vista de los detentadores del poder político y económico. La eugenesia fue una teoría pseudocientífica acuñada por el estadístico inglés Francis Galton en 1865, que planteaba la primacía de lo hereditario sobre lo adquirido en las características humanas. Su planteo era que se podía "dirigir" la reproducción humana en el sentido de aumentar las características "deseables" y disminuir las características "indeseables" en la población. Por supuesto, las características "deseables" coincidían con el imaginario de las clases altas (inteligencia definida como la capacidad de entender y practicar los valores de las élites, apego al orden y la disciplina, respeto a la autoridad, etc.), mientras que las "indeseables" eran los estereotipos impuestos a las clases populares (menor inteligencia, exigencia de mejoras en las condiciones de trabajo, indisciplina, uso del alcohol, enfrentamiento al "orden establecido").

Sobre la base de estos preceptos, en Estados Unidos en la década de 1920 se esterilizaron forzosamente más de 60 mil personas por razones que hoy en día causarían incredulidad y estupor: epilepsia, alcoholismo, "vagabundería", deficiencia cognitiva y muchas más. Y todo con certificación de los genetistas de la época... Los nazis "perfeccionaron" la ideología y los métodos, recurriendo primero a la esterilización, y luego al asesinato de pacientes con ciertas enfermedades genéticas y terminando con el exterminio de millones de judíos, gitanos y otros grupos humanos, en aras de la "higiene racial", una variante de la ideología eugenésica. Después de la Segunda Guerra Mundial, el movimiento eugenésico cayó en un descrédito que persiste hasta ahora. En la forma que fue formulada y ejecutada por quienes la aplicaron, esta pseudociencia implicó siempre la violación de derechos humanos (a la reproducción, a la atención médica, a la vida) por políticas públicas formuladas desde el poder.

La historia del uso de la genética como arma de dominación social asociada al autoritarismo y la coerción, hace que actualmente a mucha gente se le ericen los pelos ante propuestas de políticas públicas de genética para la promoción de la salud y la prevención de enfermedades. Se imaginan que en estas propuestas hay "gato encerrado" y que probablemente se pretende coartar los derechos reproductivos de las personas en aras de disminuir la carga social y económica de las enfermedades genéticas. Dado que algunas de las políticas que analizaremos a continuación pueden dar esa falsa impresión, es imprescindible establecer con claridad que una política pública en salud jamás puede ser ética si conculca derechos humanos fundamentales como el de la *autonomía reproductiva* y el de la *equidad* en la atención de salud (ver Sección 9). En esta línea, el objetivo promulgado por la OMS para la genética aplicada a la salud es de *"ayudar a las personas con desventajas genéticas a vivir y reproducirse lo más normalmente posible"*. Es decir que el blanco de los beneficios de la genética son las personas y no la población o la sociedad, muy lejos de las fantasías eugenésicas.

7.2 ¿Cuáles son los derechos de las personas que padecen una enfermedad genética o están en riesgo de padecerla o de transmitirla a la descendencia?

Antes de proseguir, es importante ponerse de acuerdo sobre los derechos de las personas en relación a las enfermedades genéticas que reflejan el consenso de numerosos documentos de organizaciones de diverso tipo, nacionales e internacionales, oficiales y no gubernamentales, profesionales y legas, que han estudiado el tema a fondo.

- No ser estigmatizado o discriminado, particularmente en la atención médica.
- Tener acceso a la información y educación con respecto a sus riesgos genéticos.
- Tener acceso a servicios de diagnóstico, independientemente de la capacidad de pago.
- Tener acceso a servicios de asesoramiento genético que brinde la información y el apoyo necesario para la toma de decisiones autónomas, independientemente de la capacidad de pago.
- Tener acceso a servicios de atención de la enfermedad en cuestión, para sí y para su descendencia si lo necesita, independientemente de la capacidad de pago.
- Decidir en forma autónoma su elección de pareja y reproducción, incluyendo decisiones sobre el uso de tecnologías reproductivas especiales para evitar tener descendencia afectada y sobre la conducta en caso de un embarazo afectado.

Después de estas aclaraciones, vamos a analizar los objetivos específicos, las estrategias y las técnicas que se disponen actualmente para la prevención y atención de las enfermedades genéticas. Los conceptos que siguen se aplican principalmente a las *enfermedades monogénicas* y las *anomalías cromosómicas*, en las que los factores genéticos son fundamentales. Luego abordaremos las *enfermedades multifactoriales* por interacción genético-ambiental.

7.3 ¿Cómo cumplir el objetivo de "ayudar a las personas con desventajas genéticas a vivir y reproducirse lo más normalmente posible"?

En primer lugar, es necesario tener presente que el sufrimiento de la gente con discapacidades genéticas o en riesgo de transmitirlas a los hijos, aumenta en directa relación con la estigmatización, discriminación y existencia de barreras de acceso a los servicios de salud especializados. Es decir que lo primero que debe existir en la sociedad es una actitud solidaria ante el infortunio de otros y una manera de intentar conseguirlo es recordarle a la gente que *todos* los seres humanos portamos en nuestro genoma varios genes mutados, y *todos* podemos tener descendencia con enfermedades genéticas.

En segundo lugar, los programas de atención deben combinar la *mejor atención posible* a los pacientes y sus familias, con la *prevención.* Si bien la prevención tiene también un papel en la atención individual, la máxima eficiencia preventiva requiere programas de alcance *poblacional* como políticas de salud pública, promulgadas y ejecutadas por el estado a través del sistema de salud, y al alcance de las poblaciones a las cuales están destinadas. Las estrategias de la genética al servicio de la salud son de dos tipos: (a) servicios asistenciales-preventivos que brinden la mejor atención posible a pacientes y sus familias y (b) programas de prevención con base poblacional (genética de salud pública), que operen sobre personas sanas en forma masiva y sistemática. Veamos de qué se trata...

7.3.1 La mejor atención posible a pacientes y sus familias

La atención de los pacientes con problemas genéticos tiene lugar en *servicios de genética clínica* de los hospitales, por un equipo interdisciplinario dirigido por médicos genetistas[1], y que incluye otros especialistas médicos, así como psicólogos, rehabilitadores, enfermeras especializadas y otros. El primer paso es hacer un diagnóstico correcto a personas presuntamente afectadas con un problema genético y a sus familiares cercanos, para lo cual el genetista usa sus conocimientos clínicos y, de ser necesario por la sospecha clínica, indica estudios especiales. Los estudios genéticos más comunes son el análisis cromosómico (estudio del número y forma de los cromosomas) y el

[1] La genética médica es una especialidad médica reconocida. El genetista clínico es un médico con una formación de postgrado en genética médica.

análisis molecular de ADN de algún gen en particular. Muchas veces la consulta la hace una persona sana preocupada por la historia familiar de un problema presuntamente genético y su deseo de conocer si ella o su descendencia pueden estar en riesgo de presentar el mismo problema.

El diagnóstico adecuado orienta luego los otros dos aspectos fundamentales de la atención genética:

(a) *tratamiento y seguimiento* del paciente afectado, que es generalmente (pero no siempre) un niño, y
(b) *asesoramiento genético* al consultante (personas sanas o enfermas), que pueden estar en riesgo de transmitir una enfermedad genética a su descendencia.

7.3.2 ¿Qué es el asesoramiento genético?

El asesoramiento genético consiste en explicar a la persona que consulta por un problema genético o, si es un niño, a sus padres, las características de la enfermedad (qué se puede esperar en el futuro, su tratamiento y, si es hereditaria, su modo de herencia) y si existe riesgo aumentado que vuelva a ocurrir en otro hijo. Aquí se abre un abanico grande de situaciones y posibilidades de acuerdo con el problema y de quién consulta. Una situación común es asesorar sobre el riesgo que el mismo problema pueda volver a ocurrir en un futuro embarazo y las posibles maneras de enfrentarlo: abstenerse de tener más hijos, correr el riesgo genético o recurrir al diagnóstico prenatal (Ver sección 7.3.5). En cualquier caso, el asesoramiento genético no prescribe "soluciones correctas", pues la "corrección" de una "solución" siempre dependerá de la subjetividad del consultante, de sus valores, expectativas, cultura, etc. Los problemas genéticos generan sentimientos encontrados de enojo, ansiedad, culpa e incertidumbre y ponen a los consultantes en posición de suma vulnerabilidad. El objetivo del asesoramiento genético no es inducir al consultante a una decisión particular sino proveerle toda la información necesaria para que él/ella pueda tomar sus propias decisiones para enfrentar el problema y adaptarse a la situación, a la vez de brindarle todo el apoyo emocional necesario para las decisiones que tome.

Esta concepción se denomina *asesoramiento genético no directiva* justamente porque, a pesar de lo difícil que sea para el profesional guardarse sus opiniones y valores para sí, el objetivo es capacitar a las personas a tomar sus propias decisiones sin dirigirlos a una decisión particular. Así, es un proceso educacional por el cual un profesional capacitado brinda información a una persona, pareja o familia que le permita comprender el papel de los factores genéticos en la enfermedad que lo aqueja o para la cual está en riesgo. De la misma manera que el profesional no debiera inducir al consultante a tomar una decisión particular (por ello es inadecuado referirse a esta práctica como "consejo" genético), debe estar listo para apoyar las decisiones de sus pacientes aunque no coincidan con la que tomaría él en esa situación. El asesoramiento genético tiene decididamente un componente educativo y, como en la mayoría de las prácticas relacionadas con la salud, combina delicadamente ciencia y arte.

7.3.3 ¿Qué son las pruebas genéticas?

Las pruebas genéticas son análisis del material genético de una persona, generalmente en busca de anormalidades que expliquen los síntomas del paciente y confirmen o descarten la sospecha de una enfermedad genética.

Un tipo corriente de análisis es el *análisis cromosómico*, también llamado *análisis citogenético* o *estudio del cariotipo*. Este consiste en analizar la constitución cromosómica del paciente en células de la sangre (número y morfología de los cromosomas) y establecer si hay desequilibrios con exceso o deficiencia de material genético. Hallazgos típicos son la presencia de un cromosoma de más (*trisomía*), la ausencia de un cromosoma (*monosomía*) o *anomalías estructurales* que comportan deficiencia o exceso de segmentos variables de uno a más cromosomas. Estos análisis se indican cuando el fenotipo clínico hace sospechar que el paciente puede tener una anomalía cromosómica, por ejemplo la *trisomía del cromosoma 21* (síndrome de Down) o cualquier otra de las muchas conocidas.

El análisis genético molecular de ADN, por otro lado, estudia uno o varios genes para establecer si albergan o no mutaciones que confirmen o descarten una sospecha de enfermedad monogénica o estado de portador heterocigoto en un paciente. Las técnicas de análisis del ADN son varias y su descripción excede el propósito de este libro. Los usos son varios:

a) Establecer el diagnóstico de una enfermedad monogénica en un paciente con síntomas (*prueba de ADN diagnóstica).* Así, se diagnostican enfermedades como el retardo mental por fragilidad del cromosoma X, la fibrosis quística del páncreas, la hemofilia, algunos tipos de cáncer y centenares más (existen pruebas de diagnósticas de ADN para más de 1.500 enfermedades monogénicas). Estas pruebas están sujetas a los mismos recaudos técnicos que todo otro análisis de laboratorio en pacientes (control de calidad adecuado, privacidad y confidencialidad de los resultados, etc.).

b) Predecir el desarrollo futuro de una enfermedad monogénica en un individuo sin síntomas (*prueba de ADN presintomática*) que, por historia familiar, tiene un riesgo de poseer el gen alterado y de desarrollar la enfermedad en el futuro. Un ejemplo conocido es el de la corea de Huntington ("mal de San Vito"), un trastorno neurológico degenerativo grave que es transmitido hereditariamente en forma autosómica dominante. Si se establece la presencia de la mutación en el consultante, se puede predecir que este desarrollará la enfermedad en el futuro si vive lo suficiente. En estos casos deben existir recaudos éticos muy estrictos, por tratarse de una enfermedad grave para la cual no existen aún métodos de prevención o tratamiento, y en atención a la máxima médica que *"primero, no causar daño"*. En efecto, el mero conocimiento de que uno posee una mutación para una enfermedad grave que no tiene tratamiento, puede desencadenar depresión y otras alteraciones psicológicas serias. El uso de pruebas genéticas predictivas en niños requiere un filtro ético muchísimo más estricto guiado por el principio del *mejor interés para el niño*, por el cual solamente es justificable si hay un beneficio concreto y directo para *ese* niño en quien se propone hacer *esa* prueba.

c) Determinar si una persona sana es portadora heterocigota de una mutación recesiva, lo que puede aumentar su riesgo de tener descendencia afectada con una enfermedad recesiva. ¿Para qué puede servir este conocimiento? Pues ocurre que la determinación de si una persona es portadora o no de un gen recesivo puede cambiar sus riesgos de transmitir una enfermedad a su descendencia. Por ejemplo, la hermana sana de un varón hemofílico con historia familiar de la enfermedad, tiene una probabilidad del 50% de ser portadora del gen mutado y, de confirmarse, sus hijos varones tendrán un 50% de probabilidad de heredar el gen mutado y la enfermedad (ver figura 10, pág. 29). Otra utilidad de determinar el estado de portador heterocigoto es cuando existe una enfermedad autosómica recesiva en la familia y los hermanos sanos de un afectado quieren saber su estado genético (que podría ser homocigoto sano o heterocigoto). Por otra parte, la detección de portadores en la población es una estrategia de prevención de hijos afectados en algunas comunidades en que un gen recesivo es muy frecuente. (Ver sección 8.3).

d) Determinar la presencia de una variación o polimorfismo en genes que afectan la respuesta a drogas y medicamentos (*farmacogenética*, ver sección 7.3.4).

Es importante recalcar aquí que las pruebas genéticas son voluntarias y para realizarse requieren consentimiento por parte del paciente, debiendo rechazarse todo tipo de imposición o coerción para su realización en el ámbito de la salud, por parte de médicos, del estado, instituciones religiosas, seguros de salud o de vida, empleadores, etc.[2]

7.3.4 ¿Qué es la farmacogenética?

Las personas varían en la manera como responden a drogas y medicamentos. Algunas personas requieren mayores o menores dosis que el promedio para producir una respuesta terapéutica y, en algunos casos, el fármaco en cuestión no es efectivo o desencadena efectos adversos, con reacciones graves incluyendo la muerte. Estas variaciones de las respuestas a fármacos son de causa compleja y, probablemente, estén involucrados factores ambientales y genéticos. Se conocen varias enzimas encargadas de metabolizar drogas y medicamentos y se sabe que existe variación en su función debida a polimorfismos en los genes que contienen la información para su producción. Así, de acuerdo con los alelos presentes en estos genes, una persona puede ser por ejemplo metabolizadora lenta de alcohol y una gran cantidad de medicamentos, mientras que otra persona, con otros alelos, puede ser metabolizadora rápida. Una persona que metabolice rápidamente un medicamento necesita mayor dosis del mismo para mantener niveles adecuados en sangre, mientras que alguien que metabolice lentamente necesita menor dosis, so pena de sufrir efectos tóxicos.

La farmacogenética es la disciplina que se ocupa del estudio de las variaciones genéticas a la respuesta a drogas y fármacos. Este campo está siendo objeto de muchas investigaciones por el interés de la industria farmacéutica en reducir los efectos adversos a medicamentos (que causan 100.000 muertes por año en Estados Unidos) y de la industria biotecnológica de producir kits diagnósticos de pruebas genéticas para efectuar antes del uso de ciertos fármacos. La validez y efectividad de estas pruebas está todavía en escrutinio y por ahora son contadísimos los ejemplos en que han conseguido incorporarse a la práctica médica.

[2] Acá hay que hacer la salvedad de que en el ámbito de la justicia y los derechos humanos, el uso de pruebas genéticas para establecer la identidad de una persona o para resolver situaciones criminales no requiere la voluntariedad del sujeto. Así es el caso de la identificación de niños secuestrados por la dictadura, en cuyo caso existe de por medio un interés social legal y de justicia.

7.3.5 *¿Qué es el diagnóstico prenatal?*

El diagnostico genético prenatal es una de las aplicaciones prácticas más difundidas de la genética en medicina. De la misma manera que se pueden hacer estudios cromosómicos y análisis moleculares de ADN en cualquier célula de una persona, también se pueden efectuar en células de un embrión o feto. Estas técnicas permiten detectar anomalías genéticas de diverso tipo entre las semanas 12 y 16 de gestación, *en embarazos que por alguna razón el feto tenga un riesgo elevado de tener un defecto genético*. Examinemos cuáles pueden ser esas razones o *factores de riesgo genético*.

a) Existencia en la familia de una enfermedad monogénica y que el embarazo tenga riesgo de un feto afectado con esa enfermedad (recordar las probabilidades del 25% de transmitir una enfermedad recesiva si ambos padres son portadores o 50% si uno de los progenitores padece una enfermedad dominante).
b) Existencia de riesgo elevado de anomalías cromosómicas en el feto, por alguna de las siguientes circunstancias:
   - que existan hijos previos con anomalías cromosómicas,
   - que la mujer embarazada tenga más de 35 años (recordar que el riesgo de anomalías cromosómicas aumenta con la edad materna),
   - que la ecografía fetal[3] y los análisis de ciertas sustancias en la sangre de la mujer embarazada[4] sugieran un riesgo aumentado.

En los casos en que exista un riesgo elevado de alguna enfermedad genética que pueda diagnosticarse analizando células fetales, está indicado *ofrecer* un diagnóstico prenatal de la enfermedad por *biopsia coriónica* (obtención de células de las vellosidades coriales que rodean al embrión de 12 semanas) o por

[3] La ecografía fetal permite ver y medir diferentes estructuras del feto a partir de las 12 semanas de gestación. Entre ellas hay algunas que son más frecuentes en fetos con trisomía 21 y constituyen *signos de riesgo* para esta anomalía.

[4] Actualmente está en boga medir algunas sustancias de origen fetal en la sangre de la mujer embarazada (alfa-feto-proteína, estradiol, gonadotrofina y otras) pues los embarazos que cursan con un feto con ciertas anomalías cromosómicas tienen niveles diferentes de los que cursan con fetos con cariotipo normal. Esto se denomina *pesquisa prenatal* de anomalías cromosómicas. Se entiende que cuando estos análisis indican un riesgo aumentado se propone a la pareja el diagnóstico prenatal. (ver sección 8.3).

amniocentesis (obtención de líquido amniótico de la cavidad amniótica a las 16 semanas de gestación). Ambos procedimientos requieren una punción abdominal bajo control ecográfico hasta alcanzar el corion o la cavidad amniótica, respectivamente. Acá recordamos nuevamente que todos los análisis genéticos relacionados con la salud son *voluntarios*, por lo que la paciente es la que decidirá, luego de ser informada adecuadamente sobre sus beneficios y riesgos, si acuerda efectuarse el análisis. Este aspecto ético es fundamental, por lo menos por dos razones: (1) los procedimientos son invasivos y con un riesgo de pérdida del embarazo entre 0.2 y 1%, y (2) no todas las parejas estarían dispuestas a interrumpir el embarazo en caso de que el feto esté afectado.

Es también importante aclarar que en el diagnóstico prenatal se hace solamente *una* (o algunas pocas) prueba genética específica para descartar o confirmar aquella enfermedad para la cual ese embarazo tiene un riesgo alto de ocurrencia. No existe ninguna prueba genética que pueda descartar los centenares de enfermedades genéticas conocidas ni que pueda asegurar que el feto será un niño sano si llega a nacer.

En los últimos años ha aparecido un procedimiento nuevo de diagnóstico genético en el embrión concebido por fertilización *in vitro*, antes de implantarlo en el útero. Dado que solamente se implantan aquellos embriones que *no* poseen la mutación genética indeseable, el *diagnóstico pre-implantatorio* evita las complicaciones que supone, en caso de riesgo genético, iniciar un embarazo, esperar hasta la semana 12 para el diagnóstico prenatal y si el resultado es anormal interrumpir el embarazo. A pesar de las ventajas aparentes, hay varios "peros": (1) es todavía un procedimiento experimental, y aún no hay datos confiables sobre la seguridad y certeza del mismo; (2) es sumamente caro y requiere alta tecnología raramente disponible fuera de contados centros especializados en países desarrollados y (3) la mayoría de la gente que tiene objeciones religiosas para interrumpir un embarazo, también las tiene para la fertilización *in vitro* y la selección de embriones. Recientemente, han tenido amplia publicidad casos en que este método se usó, no para detectar una enfermedad genética en el embrión, sino para seleccionar para su implantación aquellos embriones genéticamente compatibles como para ser dadores de células madre para un hermano que las requería para tratar su propia enfermedad.

7.3.6 Predisposiciones genéticas y medicina "individualizada"

El descubrimiento de variaciones genéticas que pudieran determinar que algunas personas estén más (o menos) predispuestos a desarrollar alguna forma de cáncer, enfermedades cardiovasculares, hipertensión, diabetes o varias otras enfermedades comunes, ha generado la propuesta de usar este conocimiento para la prevención individual de esas enfermedades. El razonamiento es algo así: supongamos que detectamos en una persona una variante genética que lo hace más susceptible que el promedio de la gente a desarrollar cáncer de pulmón si fuma. En ese caso, la hipótesis es que ese individuo sería más receptivo a entrar en un plan de reducción de fumar. Así, las acciones preventivas (en este caso, dejar de fumar) serían más efectivas que si se ejercen sobre toda la población. En otras palabras, el costo/beneficio de los programas para dejar de fumar sería mayor si estos se proponen solamente a los genéticamente susceptibles. Este ejemplo, dicen los proponentes de esta estrategia, se podría aplicar a la detección de variantes genéticas para cualquier otro tipo de enfermedad multifactorial.

Existen varios problemas con este enfoque. En primer lugar, las susceptibilidades genéticas descubiertas hasta ahora para enfermedades comunes aumentan *muy poco* el riesgo de que ocurran, porque los genes en cuestión tienen un efecto individual muy leve sobre el fenotipo (*penetrancia*[5] muy baja). En segundo lugar, no sólo los factores medioambientales siguen siendo las variables más determinantes de enfermedad, sino que el efecto de la variación genética sobre el fenotipo varía con esas circunstancias ambientales, hasta el punto de que en ciertos ambientes el efecto de una variación genética puede ser "protector", mientras en otros es "adverso". En tercer lugar, las medidas preventivas que se conocen para las enfermedades comunes son genéricas y no específicas, y no hay razón para no aplicarlas a todo el mundo: no fumar, comer bien, hacer ejercicios, no estresarse demasiado, etcétera. En cuarto lugar, en estas propuestas nunca figura el análisis del costo de las pruebas genéticas para determinar "susceptibilidad" a cada una de estas enfermedades. Y, finalmente, no hay ninguna evidencia que el saber que uno porta una variante de mayor susceptibilidad hace a los individuos más interesados en los cambios conductuales necesarios para evitar los factores ambientales adversos.

En conclusión, la tan mentada medicina "individualizada" o "a la carta" por ahora está solo en el imaginario de algunos científicos y de industrias que harían buenas ganancias con ella.

[5] La *penetrancia* de un gen es la probabilidad que afecte el fenotipo y se expresa en porcentaje.

7.3.7 Cómo se organiza la atención médica genética

Las acciones descritas y comentadas arriba son parte de lo que se llama servicios de atención de genética médica o, simplemente, *servicios de genética*. Estos servicios existen (o deben existir) en todos los establecimientos hospitalarios público o privados, de cierta complejidad. Siendo la genética clínica una especialidad médica reconocida, existen médicos capacitados en la especialidad que son los que generalmente dirigen estos servicios en los hospitales. La complejidad de las acciones aconseja que los servicios de genética clínica cuenten, además de médicos genetistas, con otros profesionales como psicólogos, enfermeras, asistentes sociales, para proveer prestaciones que incluyen las siguientes:

a. diagnósticos clínicos de enfermedades genéticas,
b. asesoramiento genético no directivo,
c. abordar aspectos psicológicos en los pacientes,
d. consultas con otros especialistas dependiendo de la enfermedad o riesgo de que se trate,
e. capacidad para hacer, o referir muestras para, análisis genéticos citogenéticos y moleculares,
f. si el servicio provee diagnóstico prenatal, debe contar con recursos ecográficos y con obstetras capacitados para efectuar procedimientos de obtención de células fetales para análisis (biopsia coriónica y amniocentesis).

8. Genética y salud pública

Hasta ahora hemos examinado acciones de salud en genética con enfoque individual, dirigidas a personas y familias y esencialmente basadas en la demanda de quienes concurren a la atención médica por algún problema en particular. Veamos ahora qué puede hacer el sistema de salud de un país, provincia o ciudad, para la prevención de enfermedades genéticas, ya no a nivel individual sino a nivel poblacional.

8.1 ¿Cómo se previenen las enfermedades genéticas a nivel poblacional?

Como en toda la salud pública, se trata de políticas públicas que deben ser decididas por la sociedad en su conjunto mediante un debate democrático, en el que se sopesen todas las opciones. Mucho dependerá de la situación epidemiológica particular. No es lo mismo una población con alta frecuencia de una enfermedad genética particular que otra en la que esa situación no ocurra. Por ejemplo, en la isla de Chipre un 10% de la población es portador heterocigoto del gen de la beta-talasemia, una enfermedad recesiva grave, que provoca una severa anemia y cuyo tratamiento es muy complejo, oneroso y solo parcialmente eficaz. En la década de los 70, aproximadamente 100 niños nacían anualmente con la enfermedad (homocigotos afectados) y la expectativa de vida promedio no llegaba a 25 años. En la década de los 80 se logró consenso social para establecer una política de detección de portadores heterocigotos en todas las parejas que solicitaban licencia para casarse. A aquellas parejas en las que *ambos* eran portadores se les ofrecía asesoramiento genético y diagnóstico prenatal de talasemia cuando iniciaban un embarazo. Este programa *voluntario,* que contó con el apoyo de la Iglesia Ortodoxa Griega, consiguió en 10 años reducir el número de niños nacidos con la enfermedad a casi cero. Aquí vemos cómo una política pública se genera por un problema que necesita solución y hace uso de la educación a la población y de la tecnología genómica para prevenir una enfermedad grave muy frecuente en la población, respetando la autonomía y el derecho a la salud de las personas.

La prevención de enfermedades genéticas se entiende mejor haciendo uso del concepto de *niveles de prevención* de problemas de salud, que se refiere al momento de la cadena causal en que actúan las medidas preventivas. La *prevención primaria* actúa *antes* que ocurra la enfermedad y su objetivo es evitar que ocurra. La *prevención secundaria* actúa una vez ocurrida la enfermedad y busca minimizar sus manifestaciones a través del diagnóstico precoz y el tratamiento oportuno, y la prevención *terciaria* actúa sobre aquellos que ya padecen un trastorno, para reparar daños, evitar complicaciones, rehabilitar discapacidades y mejorar la calidad de vida. En genética es preciso recurrir a un nivel de prevención adicional, que es el de las *opciones reproductivas.*

8.2. Prevención primaria de enfermedades genéticas

Las medidas que previenen la ocurrencia de enfermedades genéticas involucran la remoción o neutralización de los factores que contribuyen a su ocurrencia.

- Uno de esos factores son los *agentes mutagénicos*, es decir los factores capaces de causar mutaciones. Estos factores son radiaciones, virus, sustancias químicas tóxicas como los pesticidas que se usan en agricultura, aditivos alimentarios y muchos otros. Las medidas de protección a la población contra estos agentes incluyen disminuir su presencia en el ambiente y la exposición de personas a ellos. Estas medidas tienen efectos genéricos y no van dirigidas a ninguna enfermedad en particular.
- Diversos agentes externos (drogas, infecciones, radiaciones y otros) pueden causar defectos congénitos al interferir con el desarrollo embrionario y fetal. Medidas para evitar la exposición de la mujer embarazada a estos factores contribuyen a la prevención primaria de defectos congénitos. Estas acciones incluyen la protección contra radiaciones, evitar medicamentos innecesarios y peligrosos, y la vacunación contra la rubéola (que cuando ocurre en el embarazo puede causar malformaciones congénitas).
- Otro factor de riesgo conocido de defectos congénitos es la *deficiencia de ácido fólico*, una vitamina esencial que está en ciertos alimentos (espinaca, brócoli, garbanzos, lechuga y otros). Cuando la mujer tiene carencia de ácido fólico en el período previo e inmediatamente posterior a la concepción, aumenta el riesgo que se produzca un *defecto del tubo neural* (espina bífida o anencefalia) en el feto. Si bien estas malformaciones no son genéticas, el ejemplo sirve para ilustrar una medida de política pública de prevención primaria de defectos congénitos de gran efectividad y aceptación social, que

es la fortificación de alimentos con ácido fólico. El efecto protector del ácido fólico requiere que la vitamina esté en niveles sanguíneos adecuados en la mujer *antes* de la concepción. Aunque esto puede lograrse comiendo alimentos ricos en ácido fólico o suplementando la dieta con la ingestión diaria de tabletas de 1 mg de la vitamina, es más efectiva la fortificación de alimentos de consumo masivo (pan, cereales) con la vitamina, lo que constituye política pública en muchos países, incluyendo la Argentina.

- La prevención primaria de las enfermedades monogénicas es más compleja, pues requiere evitar que el o los genes mutados presentes en los padres se transmitan a los hijos. En caso de enfermedades dominantes (por ejemplo corea de Huntington o degeneración espino-cerebelosa), habría que convencer a las personas afectadas a que no se reproduzcan. En caso de enfermedades recesivas (por ejemplo, talasemia) se requiere identificar el estado de portador heterocigoto en las personas sanas y convencer a los matrimonios de portadores que no tengan descendencia, o la tengan utilizando tecnologías reproductivas que aseguren que no se conciban gestaciones de homocigotos afectados (tales como la inseminación artificial con donante de esperma u óvulo,o el diagnóstico genético pre-implantatorio). Dado que la autonomía reproductiva es un derecho humano fundamental, estas estrategias no son muy aplicables.
- En algunas comunidades aisladas en muchas partes del mundo, y en forma generalizada en Medio Oriente y otras regiones, la consanguinidad de la pareja es muy frecuente (en regiones rurales de Irán, por ejemplo, el 30% de los matrimonios son entre primos). Dado que la consanguinidad favorece la homocigosis en la descendencia, en estas poblaciones suele haber frecuencia alta de enfermedades recesivas y la disuasión de matrimonios consanguíneos podría contribuir a su prevención primaria. Sin embargo, dado que la consanguinidad suele estar muy enraizada en esas comunidades por razones culturales y económicas, es sumamente impráctico y hasta contraproducente intentar disuadir su ocurrencia.

8.3 Prevención de enfermedades genéticas basada en opciones reproductivas post-concepcionales

Dadas las dificultades inherentes a la prevención primaria que comentamos arriba, los métodos preventivos de mayor difusión en todo el mundo se basan en las *opciones reproductivas* luego de la concepción. Este concepto de prevención deriva del hecho de que la confirmación de un diagnóstico de enfermedad genética generalmente ocurre luego de completado el primer trimestre de gestación, una etapa del embarazo en que en la mayoría de los países es posible su interrupción voluntaria, legal y sin riesgo para la mujer gestante. Para su implementación se requiere, en primer lugar, la detección del riesgo genético en la pareja (ambos son portadores de un mismo alelo recesivo o uno de los miembros de la pareja está afectado con una enfermedad dominante o existe riesgo aumentado de anomalía cromosómica), seguido del asesoramiento genético voluntario y no directivo sobre las opciones disponibles para evitar la enfermedad en cuestión en la descendencia. Estas opciones incluyen: (a) abstenerse de tener hijos propios, (b) inseminación con esperma de dador, (c) iniciar un embarazo y hacerse un diagnóstico prenatal de la enfermedad en cuestión, postergando la decisión sobre la conducta ulterior si el diagnóstico revela anormalidad (interrumpir o continuar el embarazo).

Estas medidas se utilizan en la práctica de la atención médico-genética *individual* en todos los países del mundo, incluida la Argentina. En algunos países también se aplican a nivel *poblacional* en forma sistemática como programas de salud pública, formando parte de la atención de salud reproductiva y prenatal de rutina, financiados por el estado o cubiertos por los planes de seguros de salud. En el caso de enfermedades recesivas, es pertinente el ejemplo de Italia, donde cerca del 10% de la población es portadora recesiva del gen de la beta-talasemia, lo que implica un serio problema de salud pública (ver Sección 6.2.3). En este país, el sistema de salud implementa un programa *voluntario* para la detección sistemática de portadores (generalmente como análisis prematrimonial), seguidos de asesoramiento genético a los portadores y el ofrecimiento de diagnóstico prenatal de la enfermedad durante la gestación. Estas estrategias, implementadas como políticas públicas voluntarias, han conseguido reducir en un 90% y más, la frecuencia de talasemia en Italia, Grecia, Chipre e Irán, entre otros países. Un programa similar ocurre en población judía europea, en la cual el 3% de la población es portador sano heterocigoto del gen de la enfermedad de Tay-Sachs (una degeneración neurológica letal). Como resultado de esta estrategia voluntaria de prevención esa enfermedad prácticamente ha desaparecido de este grupo poblacional en varios países[1].

[1] Además de la enfermedad de Tay-Sachs, se conocen varias otras enfermedades recesivas con frecuencia alta en judíos europeos, como la enfermedad de Gaucher, la disautonomía familiar, la anemia de Fanconi, la enfermedad de Nieman Pick y otras. Varios programas en diversos países han agregado la detección de heterocigotos para estos genes también.

El modelo de prevención a nivel de salud pública seguido en todo el mundo para trastornos recesivos sigue la secuencia: (a) detección de portadores del gen en cuestión por pruebas genéticas, (b) detección y asesoramiento genético a las parejas en que ambos son portadores, (c) oferta de diagnóstico prenatal en el embarazo y (d) oferta de interrupción del embarazo afectado. Este modelo requiere: (a) que el trastorno sea frecuente en la población y cause una carga importante para la salud y la sociedad, (b) que el diagnóstico por ADN exista y sea accesible equitativamente en el sistema de salud a todos aquellos en riesgo, (c) que la política de salud se base en decisiones voluntarias del público, respetando los derechos reproductivos, (d) que haya planes adecuados para el tratamiento de personas afectadas sin estigmatización ni discriminación y (e) que haya adecuados recursos humanos para asesoramiento genético no directivo a individuos y parejas con riesgo genético elevado.

También existen ejemplos de prevención poblacional basada en opciones reproductivas, en *enfermedades dominantes*, como es el caso de la degeneración espino-cerebelosa, muy frecuente en la provincia de Holguín, Cuba. Aquí, el análisis de ADN presintomático permite que los hijos de afectados que todavía no han presentado síntomas, conozcan su riesgo genético antes de tener hijos y utilicen los servicios de diagnóstico prenatal si así lo deciden voluntariamente.

El *riesgo* aumentado de anomalías cromosómicas se puede detectar en forma no invasiva alrededor de la semana 12 de gestación, combinando información sobre edad materna con la medición de marcadores ecográficos fetales y marcadores bioquímicos (alfa-fetoproteína, gonadotrofina coriónica y estriol) en sangre materna. Estas medidas ya forman parte de la práctica prenatal corriente en muchos países.

Los programas de prevención a nivel poblacional deben basarse en criterios de salud pública (conocimiento de la epidemiología, de las prioridades y de la efectividad de las medidas propuestas) y respetar los principios éticos de voluntariedad y de autonomía en decisiones reproductivas, como ser la elección de pareja, la decisión de tener hijos y la decisión de usar tecnologías reproductivas especiales (inseminación por dador, diagnóstico prenatal, etc.). Por ello, los programas deben incluir siempre el asesoramiento genético no-directivo (ver sección 7.3.2) y deben ser apoyados y sustentados por el estado, como garante de la salud de la población. La disponibilidad de diagnóstico prenatal para la afección en cuestión, contribuye a que las parejas en riesgo inicien embarazos que de otro modo se evitarían (o, de ocurrir, se interrumpirían) por temor al riesgo genético. El diagnóstico prenatal reasegura a la mayoría de las parejas con un resultado normal, pues los riesgos genéticos más comunes son bajos (entre 1 y

25%). Aquellas parejas con diagnóstico prenatal anormal deben tener la opción *voluntaria* de continuar el embarazo y prepararse mejor para el nacimiento de un niño afectado o de interrumpir el embarazo.

La experiencia internacional indica que la mayoría de la gente prefiere evitar una enfermedad grave en la descendencia y utiliza sin temores la tecnología genética que hemos descrito, siempre y cuando no existan barreras económicas para su utilización. A fin de no caer en políticas eugenésicas, es fundamental que el estado *planifique, financie, asegure calidad y ofrezca* los servicios, pero no obligue a su utilización ni prescriba cuáles son las decisiones a tomarse en cada caso.

8.4 Prevención secundaria de enfermedades genéticas. Pesquisa en el recién nacido

La prevención secundaria de enfermedades genéticas consiste en medidas para minimizar las manifestaciones clínicas en pacientes afectados, mediante la detección precoz de la enfermedad y la implementación de intervenciones preventivas y/o terapéuticas oportunas. A nivel de salud pública, el ejemplo más conspicuo de prevención secundaria de enfermedades genéticas es la pesquisa neonatal y a ella nos referiremos a continuación.

La pesquisa neonatal es un programa de detección sistemática de enfermedades graves tratables en todos los recién nacidos de una población en los primeros días de vida. Estos programas se originaron en Estados Unidos en la década de los 60, para la detección de la fenilcetonuria, una enfermedad monogénica recesiva en la cual una enzima (la fenilalanina hidroxilasa) es deficiente por un defecto en el gen. Estos niños no pueden metabolizar el aminoácido esencial fenilalanina, que se acumula en sangre a niveles tóxicos y causa retardo mental severo. La detección del defecto en el recién nacido permite su tratamiento inmediato, que consiste en limitar drásticamente la ingesta de fenilalanina (que está presente en la leche). La decisión de iniciar este programa en Estados Unidos fue, como todas las decisiones de salud pública, política. Claro que fue ayudada por la tecnología de pesquisa diseñada por el Dr. Guthrie, sumamente barata y eficiente, que consistía en obtención de sangre por pinchazo del talón del bebé y su absorción en papeles de filtro, que eran enviados por correo a laboratorios centralizados. El análisis se hacía por la inhibición del crecimiento bacteriano por la fenilalanina. El éxito de este programa fue rotundo y muy pronto se le fue agregando la pesquisa de otras enfermedades, inicialmente el *hipotiroidismo congénito* (defecto congénito de la formación de la tiroides) al que luego le siguieron un número variable de trastornos, de acuerdo con ciertos criterios que veremos enseguida.

El fundamento de la pesquisa neonatal sigue el paradigma de la salud pública: detección temprana y tratamiento preventivo antes que comiencen los síntomas. Los requisitos para incorporar un trastorno al panel de pesquisa son: (a) el trastorno debe ser severo, frecuente y factible de detectarse por métodos de laboratorio sencillos y baratos en escala masiva; (b) el tratamiento debe ser costo/efectivo y claramente más eficaz si se comienza antes que comiencen los síntomas; (c) deben planearse todos los pasos siguientes a un resultado positivo en la pesquisa: confirmación del diagnóstico por pruebas más específicas en laboratorios centralizados, tratamiento y seguimiento longitudinal de los niños afectados en centros especializados. Como política pública en salud, la responsabilidad y financiación del programa es del Estado, que lo debe ofrecer a la población sin costo alguno.

En la Argentina, la pesquisa neonatal de fenilcetonuria fue encomendada por ley nacional en 1986, a la que se agregó el hipotiroidismo congénito en 1990 y la fibrosis quística del páncreas en 1995. En 2007 el congreso nacional promulgó una ley ordenando la pesquisa neonatal en todo el país para fenilcetonuria, hipotiroidismo congénito, hiperplasia suprarrenal congénita, fibrosis quística del páncreas, enfermedad de Chagas y sífilis congénita.

Los programas de pesquisa neonatal son la aplicación más importante de la genética a nivel de salud pública pero para que sean exitosos se requiere un sistema de salud eficiente, con recursos adecuados, objetivos claros, personal entrenado y población educada. Como suele suceder, los intereses económicos tienen su peso en acciones que se multiplican centenares de miles o millones de veces, con cada nacimiento de un país (en la Argentina son 700 mil por año, en Estados Unidos son 4 millones por año...). En efecto, una nueva tecnología diagnóstica para pesquisa neonatal se está imponiendo en los países desarrollados: la *espectrometría de masa en tandem*, que permite la detección de 30 trastornos congénitos con la misma muestra de sangre. El problema aquí es que hay trastornos sumamente raros (1 en 1 millón de nacimientos) y otros que no tienen tratamiento. Parece entonces, que esos requisitos que mencionamos arriba se estarían dejando de lado, con poco beneficio social y mucho beneficio para los fabricantes de tecnologías.

8.5 Prevención terciaria de enfermedades genéticas

La mayoría de las personas con enfermedades genéticas y defectos congénitos nace sin signos previos de alarma, es decir, de progenitores sin riesgo genético elevado. Es evidente entonces que nunca se podrá reducir a cero la frecuencia de estas enfermedades, y que las acciones de salud en genética deben también contemplar todos los servicios requeridos para minimizar el impacto médico, emocional y social que producen las enfermedades genéticas en los afectados y sus familias. Estos incluyen diagnóstico genético y tratamiento, rehabilitación de discapacidades y la mejor adaptación posible del paciente y su familia a la enfermedad en cuestión y a la sociedad.

En este campo han ocurrido algunos adelantos notables, como las terapias que suministran enzimas fabricadas por ingeniería genética en reemplazo de la que el organismo no produce, por ejemplo la glucocerebrosidasa en la *enfermedad de Gaucher*, una enfermedad recesiva en la que se acumulan depósitos de glucorebresósidos en el organismo por deficiencia de la enzima glucocerebrosidasa. Otros progresos han sido la utilización de trasplantes de médula ósea como aporte de células normales en varias enfermedades recesivas. Hay en estos momentos gran expectativa por la posibilidad de usar células troncales en el tratamiento de muchas enfermedades genéticas.

8.6 Prevención de enfermedades comunes con contribución genética a nivel poblacional. Asociación de características genómicas y predisposición a enfermedades

Se debate mucho actualmente el papel de la genética y la genómica en la prevención y control a nivel de salud pública, de las enfermedades comunes no trasmisibles: cáncer, enfermedades cardiovasculares, enfermedades mentales y neurológicas, diabetes y muchas más. El debate enfrenta dos paradigmas bien diferentes. Por un lado, están los proponentes de la "medicina individualizada" basada en la identificación, por medio de pruebas genéticas, de polimorfismos genéticos asociados a predisposiciones a desarrollar la enfermedad en cuestión, seguida de acciones preventivas dedicadas a ellos y basados en el conocimiento genético ("drogas genómicas", etc.). Por otro lado, están los que argumentan que, puesto que la mayor proporción de causalidad de esas enfermedades está dada por circunstancias ambientales y condiciones de vida poco saludables (bajo nivel socioeconómico, exposición a ambientes adversos, hábito de fumar, alimentación no saludable, falta de ejercicio físico), el control de esos factores *en toda la población* por medio de enfoques de salud pública, sería mucho más efectivo para la prevención, aun cuando existan predisposiciones genéticas en algunas personas.

Inclinando la balanza a favor del segundo enfoque, está el hecho de que para la mayoría de las enfermedades mencionadas, no se han encontrado hasta ahora variaciones genéticas de gran *valor predictivo*[2]. Esto es así a pesar de los recursos millonarios invertidos para encontrar genes responsables de enfermedades comunes, usando nuevas tecnologías, como el *escaneo genómico completo*, que compara el genoma completo de personas sanas con el de personas afectadas con alguna de esas enfermedades, buscando diferencias. La mayoría de las variaciones genéticas descubiertas hasta ahora tienen un efecto individual muy leve sobre el fenotipo y no parecen aumentar significativamente el riesgo de la enfermedad en cuestión.

En síntesis, y a pesar de lo que se lee en los medios de comunicación masiva (y también en algunas publicaciones científicas), todavía no hay evidencias que la detección de variaciones genéticas asociadas a una mayor susceptibilidad a desarrollar enfermedades comunes, sea más eficiente para la prevención de las mismas, que los enfoques de control de factores de riesgo ambientales a los que está expuesta toda la población.

[2] El *valor predictivo* de una prueba genética que muestra una variación genética, es la probabilidad que su presencia vaya asociada al desarrollo de la enfermedad en cuestión.

9. Genética y ética

Los adelantos en genética humana pueden contribuir al bienestar de las personas, mediante la prevención y el tratamiento de dolencias que actualmente causan gran sufrimiento, discapacidad y muerte. Sin embargo, para que los beneficios superen los posibles perjuicios, es imprescindible que este conocimiento se aplique de manera eficiente y respetando principios éticos y derechos humanos fundamentales. Las siguientes consideraciones deben guiar la utilización de la genética en la salud.

9.1 La brecha entre la capacidad de diagnosticar y la capacidad de prevenir y tratar es fuente de dilemas éticos

El conocimiento del genoma humano se está traduciendo principalmente, por ahora, en análisis moleculares para confirmar el diagnóstico de una enfermedad genética y, en menor grado, para establecer la presencia de una predisposición genética a desarrollar, en interacción con factores ambientales, alguna de las numerosas enfermedades comunes de etiología compleja. En cambio, el conocimiento genómico todavía no se ha traducido en medidas preventivas y terapéuticas efectivas y eficaces. Esta brecha entre capacidad diagnóstica y predictiva, por un lado, y la falta de intervenciones preventivas y terapéuticas, por el otro, es una de las fuentes de conflictos éticos al generar conocimiento no traducible en acciones benéficas concretas, que deja a las personas en riesgo en una situación sumamente vulnerable. Se requiere entonces extrema cautela y sabiduría a la hora de introducir pruebas genéticas predictivas para enfermedades para las cuales todavía no hay beneficios preventivos o terapéuticos.

Para evitar daño a las personas, es imprescindible que las pruebas genéticas se utilicen solamente cuando su validez y utilidad clínicas hayan sido demostradas fehacientemente y siempre como parte de la atención integral de la salud a cargo de profesionales idóneos y no en forma aislada. Lamentablemente, la ignorancia de la población y de algunos profesionales, sumada al afán de lucro de corporaciones promotoras de pruebas genéticas y la prédica de medios de comunicación sensacionalistas, están generando una *genomanía* en la población, que, equivocadamente, ve en esta tecnología una manera de enfrentar riesgos futuros de salud, sin darse cuenta de que esas "verdades" genéticas (por ejemplo, probabilidad X de desarrollar enfermedad Y) son "verdades a medias" que muchas veces no se distinguen de la simple adivinación. El consenso entre genetistas serios es que las pruebas genéticas (especialmente si se efectúan en personas sanas con objetivos predictivos), no deben ser ofertadas al público en forma indiscriminada por empresas con fines de lucro, como está ocurriendo hoy por Internet. La mayoría de las pruebas ofertadas generalmente no tienen ninguna validez clínica y no se basan en evidencia científica. El que esto ocurra es claramente una señal de falla del estado, que debiera proteger a la población de estas agresiones del mercado, con regulación apropiada.

9.2 La atribución excesiva de los problemas de salud a causas genéticas no está justificada por la evidencia

La fascinación actual por la genética está llevando a postular acríticamente a los genes como los responsables principales de las enfermedades y de la variación existente en los rasgos humanos normales. El papel del medio ambiente, esencial para la expresión de los genes y la determinación de los fenotipos, está siendo relegado en beneficio de explicaciones *reduccionistas*[1] que pretenden que todo puede reducirse a la acción de los genes. La postulación excesiva de factores genéticos como explicación de enfermedades y variaciones en rasgos tales como la inteligencia, la orientación sexual o la criminalidad no sólo son pseudocientíficas, sino que desvían la atención sobre los factores medioambientales y de la estructura socioeconómica que influyen sobre la producción de enfermedades, pero cuya modificación requiere enfrentar intereses muy poderosos (contaminación ambiental, pobreza, estrés, adicciones, etc.).

Entre los numerosos ejemplos que se podrían citar para ilustrar esta problemática, podemos mencionar el del cáncer. En los últimos años escuchamos que el cáncer es una "enfermedad genética", porque se han aislado algunos genes cuya alteración predispone al cáncer, como por ejemplo los genes BRCA 1 y

[1] *El reduccionismo genético* es una concepción pseudocientífica que sostiene que las variaciones humanas en salud y rasgos de conducta se deben principalmente a variaciones genéticas.

BRCA 2 para cáncer de mama y otros. Este ejemplo se esgrime una y otra vez para convencer a la gente de que el cáncer de mama es genético, a pesar de que las mutaciones en estos dos genes sólo explican el 5% del total de cáncer de mama en la población. Por otra parte, estos dos genes son de alta penetrancia, lo que es una excepción al hecho que la mayoría de genes predisponentes a cáncer son de penetrancia baja, por lo que no es lícito mencionarlos como ejemplo de causalidad genética del cáncer. Además, es importante notar que para que un gen normal se convierta en predisponente de cáncer, tiene que sufrir mutaciones causadas por agentes ambientales mutágenicos, como el tabaco, la contaminación ambiental, los plaguicidas, los aditivos alimentario y otros.

Al privilegiar el papel de los genes, el reduccionismo genético transforma a los enfermos, de víctimas (de enfermedades) en culpables (por su constitución genética), absolviendo de culpa al sistema social que genera las agresiones ambientales a las personas. El resultado es la promoción enfoques de prevención y tratamiento sumamente biologicistas, en detrimento de una concepción holística del ser humano en interacción con el medio ambiente.

9.3. La información genética no debe usarse para la discriminación

Si bien afortunadamente la ideología eugenésica hegemónica en la primera mitad del siglo XX está totalmente desacreditada, la discriminación racial y a las personas con discapacidades continúa siendo un problema social de gran magnitud. Existe el riesgo que la genética se use en forma pseudocientífica para justificar este tipo de discriminación. En este sentido existen evidencias en varios países del uso de información genética de individuos y familias para restringir o encarecer su cobertura de salud o la realización compulsiva de análisis genéticos por parte de empleadores para detectar posibles predisposiciones genéticas en sus empleados. Estas prácticas son condenables pues pueden llevar a la pérdida del empleo o a la negación de beneficios de salud. La discriminación genética debe combatirse con educación y con legislación adecuada que impida estas acciones reñidas con la ética. Dado que la discriminación genética en la salud puede ocurrir por la injerencia de intereses de mercado con fines de lucro, el mejor remedio contra ella es la implementación de un sistema de salud sin fines de lucro, financiado por el estado y de acceso universal.

9.4 El derecho a la salud incluye los problemas genéticos

Al igual que otras prestaciones de salud, el dilema ético fundamental que se afronta en el campo de la genética médica es la inequidad de los servicios. Es común que los servicios no se brinden de acuerdo con la necesidad (por ejemplo, en función de la magnitud del riesgo genético), sino en función de la capacidad de pago. Barreras socioeconómicas y culturales se interponen frecuentemente entre la necesidad y la atención. El cumplimiento del derecho a la salud requiere asegurar que los servicios de genética estén organizados y financiados de manera de maximizar el acceso equitativo por parte de la población necesitada. El derecho a la salud debe incluir el acceso de la población a la información sobre riesgos genéticos y a las medidas de prevención de los mismos. Asimismo, las personas que nacen con enfermedades genéticas tienen derecho al mejor tratamiento y rehabilitación disponible, independientemente de su capacidad de pago. Está claro que no podrá haber atención en genética adecuada mientras no se atiendan adecuadamente *todos* los problemas de salud, es decir, mientras el país no disponga de un sistema de salud que merezca ese nombre, equitativo, de acceso universal y financiado por el Estado. Los científicos y profesionales de la genética debieran ser los aliados naturales de los pacientes y trabajar mancomunadamente con ellos por la plena vigencia del derecho a la salud.

9.5 La autonomía de decisión de las personas debe respetarse y las pruebas genéticas deben ser voluntarias

Las pruebas de genética solamente pueden ser voluntarias y nunca impuestas. Obviamente cuando se tratan de pruebas diagnósticas en personas con síntomas de enfermedad, el dilema ético no es muy grande pues hay un claro beneficio en hacer un diagnóstico correcto. En cambio, cuando se efectúan en personas sanas para hacer predicciones sobre el posible desarrollo futuro de enfermedad, la voluntariedad es esencial, sobre todo cuando no hay intervenciones médicas beneficiosas antes que se presenten los síntomas. Es obvio que la utilidad de estos análisis predictivos variará no solo en función de las opciones médicas disponibles, sino también de acuerdo con los valores, objetivos y circunstancias individuales. Consideraciones similares operan en las pruebas para detectar portadores recesivos de determinadas enfermedades con el objetivo de prevenir la enfermedad en la descendencia. Como se vio en la Sección 8.3, las posibles acciones preventivas están íntimamente relacionadas con decisiones reproductivas y, por lo tanto, no pueden sino ser voluntarias.

9.6 El asesoramiento genético debe promover la autonomía de decisión de los pacientes

Las decisiones sobre análisis genéticos y los cursos de acción posteriores deben ser tomadas por las personas en forma autónoma, sin presiones o coerciones de ninguna naturaleza. El asesoramiento genético *no directivo* es el instrumento de que disponemos para ese objetivo. El papel del asesor genético es procurar que estas decisiones sean racionales, basadas en evidencia científica e información objetiva, y consistentes con los valores, creencias y cultura de los consultantes. En cambio, no debe intentar influir en las decisiones de sus pacientes y debe estar dispuesto a apoyar sus decisiones, aun si no son las que él tomaría en la misma situación.

9.7 La privacidad de la información genética debe ser protegida

La historia de los abusos de la genética en el pasado enseña que se debe ser muy cuidadoso en proteger la privacidad de la información genética de los pacientes. En la actualidad, entre los interesados en averiguar sobre las características genéticas de las personas están las compañías de seguros (que quieren asegurar a gente con el menor riesgo posible de enfermedad), los empleadores (que desean una fuerza de trabajo "sana"), las escuelas, las agencias del Estado, etc. Para evitar discriminaciones por las características genéticas, la información que se obtiene en las pruebas genéticas efectuadas por cualquier motivo no debe divulgarse a terceros sin el consentimiento explícito y escrito del interesado. Este concepto debe reforzarse con legislación adecuada.

9.8 No es ético patentar genes

A pesar de que las leyes de propiedad intelectual claramente indican que sólo invenciones y no descubrimientos son patentables, la mayor parte del genoma humano ya está patentado por centenares de compañías biotecnológicas y farmacéuticas. Esto fue posible por un subterfugio lingüístico y leguleyo ("no se patenta el ADN que existe en la naturaleza, sino el que se aísla de la naturaleza en el laboratorio") que transformó *descubrimiento* en *invento*. El contexto mundial actual se caracteriza por desigualdades sociales y económicas extremas entre países ricos y países pobres, y entre minorías ricas y mayorías cada vez más pobres, tanto en los países industrializados como en los subdesarrollados. Esto genera, entre otras cosas, inequidad en el acceso a los beneficios del saber científico y médico. En este sentido, el patentamiento de genes por parte de compañías privadas y gobiernos de países ricos, no sólo viola el patrimonio genético de la humanidad, sino que agrava la inequidad en salud, al encarecer los productos diagnósticos y terapéuticos y exacerbar las desigualdades en el acceso a los posibles beneficios médicos de la genética humana.

10. Conclusiones

No cabe duda de que los factores genéticos hacen a la esencia misma del hombre y tienen mucho que ver con su salud y bienestar. Las enfermedades genéticas propiamente dichas (monogénicas y cromosómicas) son afortunadamente poco frecuentes, pero involucran entre otras cosas una dosis muy grande de sufrimiento, angustia, mala calidad de vida, baja autoestima, problemas complejos de atención médica y vulnerabilidad a la estigmatización y discriminación. Esta realidad justifica éticamente que la sociedad tenga políticas públicas para enfrentar estos problemas en forma concienzuda, democrática y con participación de todos los interesados, comenzando por los propios pacientes y sus organizaciones.

Por otra parte, el grueso de las enfermedades comunes no transmisibles (cáncer, arteriosclerosis coronaria, hipertensión, diabetes, demencias, psicosis, etc.) tienen factores genéticos involucrados que operan aumentando la susceptibilidad a interacciones con factores medioambientales adversos. El que haya factores genéticos predisponentes, no debe confundirnos y hacernos pensar que la manera de prevenir y controlar esas enfermedades necesariamente tiene que pasar por la genética. En efecto, los determinantes sociales son lo que más inciden en la prevalencia de esas enfermedades, y su abordaje es esencial si realmente aspiramos a un mundo más justo en el que se cumpla el derecho a la salud y reine la equidad.

En el concierto de la salud y el bienestar humano, la genética tiene muchos instrumentos que tocar y melodías que ejecutar. Hay grandes necesidades y oportunidades para la investigación de los mecanismos de acción de los genes y de la manera como los agentes ambientales interactúan con el genoma para producir enfermedad. Esta será la manera en que se generarán nuevos modelos preventivos y se inventarán nuevos tratamientos. Para que estos avances científicos redunden en beneficio de las personas, sin embargo, tendrán que estar accesibles equitativamente para toda la población sin otras barreras que las necesidades de salud de la gente.

A la vez, los profesionales y científicos que se dediquen a la genética en el siglo XXI, deberán asimilar las enseñanzas de experiencias pasadas y sabrán que el científico no debe aislarse nunca de las necesidades y aspiraciones de la sociedad de la que forma parte, so pena de ir a contramano de la historia y cometer, concientemente o no, actos indignos de la condición humana. Para evitar las lacras del reduccionismo y determinismo genéticos los científicos de hoy y mañana deberán tener en cuenta que el hombre es mucho más que un paquete de 25 mil genes y que somos lo que somos por una intrincada interacción con el medio ambiente en que estamos inmersos desde el comienzo de nuestras vidas.

Bibliografía recomendada

Alper, J. A.; C. Ard; A. Asch; J. Beckwith; P. Conrad y L. N. Geller: *The Double-Edged Helix. Social Implications of Genetics in a Diverse Society*, Baltimore, The Johns Hopkins University Press, 2002.

Díaz, A. y D. Golombek (comps.): *ADN, 50 años no es nada*. Buenos Aires, Siglo Veintiuno Editores, 2004.

Penchaszadeh, V. B.: «Genética y Salud Pública». *Boletín de la Organización Panamericana de la Salud*, 115:1-11, 1993.

Penchaszadeh, V. B.: «Genética, individuo y sociedad: desafíos a la medicina social», *Boletín de la Organización Panamericana de la Salud*, 118(3):254-263, 1995.

Stewart, A.: *Genetics, Health Care and Public Policy*, Cambridge, Cambridge University Press, 2007.

Weatherall, D.J. y J. B. Clegg: «Inherited hemoglobin disorders: an increasing global health problem», *Bulletin of the World Health Organization*, 79:704-712-2001.

Willet, W. C.: «Balancing life-style and genomics research for disease prevention», *Science* 296: 695-698, 2002.

World Health Organization. Services for the Prevention and Management of Genetic Disorders and Birth Defects in Developing Countries. (1999). Disponible en: www.who.int/genomics/publications

World Health Organization. *Genomics and World Health*, WHO, Geneva, 2002. Disponible en: www.who.int/genomics/publications

Sobre el autor

Víctor Penchaszadeh es médico (1964), egresado de la Universidad de Buenos Aires. Se especializó en Pediatría (1968) en el Hospital de Niños de Buenos Aires, en genética médica (1970) en la Universidad de Johns Hopkins, y en Bioética (1996) en la Universidad de Columbia. Fue Jefe de Genética del Hospital de Niños de Buenos Aires (1971-1975), investigador en genética humana del Instituto Venezolano de Investigaciones Científicas y la Universidad Central de Venezuela (1976-1980), y profesor de Pediatría, Genética y Salud Pública en las Escuelas de Medicina Mount Sinai, Albert Einstein y Columbia en Nueva York (1981-2006). Durante los últimos 30 años y hasta la actualidad es consultor en aspectos sanitarios y éticos de la genética de la Organización Panamericana de la Salud y la Organización Mundial de la Salud. Desde 2007 está radicado en Buenos Aires donde es asesor en genética del Ministerio de Salud de la Argentina y en diversos proyectos nacionales e internacionales relacionados con la genética, la salud y la bioética.

Índice

Colección Ciencia joven

21. *Contaminación y medio ambiente*, Daniel Cicerone

22. *El sol*, Marta Rovira

23. *Drogas hoy. Problemas y prevenciones*, Wilbur Ricardo Grimson

24. *El origen de los primeros Estados. La "revolución urbana" en América Precolombina*, Marcelo Campagno

25. *Investigación en cáncer y citogenética*, Christiane Dosne Pasqualini y Susana Acevedo

26. *El VIH/Sida desde una perspectiva integral*, Fundación Huésped

27. *El mundo mediterráneo entre la Antigüedad y la Edad Media 300-800 d.C*, Pablo Ubierna

28. *Introducción a la filosofía*, Francisco Bertelloni y Antonio Tursi

29. *Los juegos de Minerva. La historia de las ciencias de la naturaleza en trece escenas con comentarios*, Miguel de Asúa

30. *El derecho de elegir. Conversaciones con los jóvenes*, Héctor Shalom

31. *Biología Tumoral. Claves celulares y moleculares del cáncer*, Elisa Bal de Kier Joffé, Lydia Puricelli y Daniel F. Alonso

32. *La memoria animal: adquisición, persistencia y olvido*, Héctor Maldonado

33. *Una mirada fisicoquímica a través del vidrio*, Horacio R. Corti

34. *La razón de las hormonas. El porqué de las glándulas endocrinas*, Ernesto J. Podestá

35. *Los primeros americanos. Arqueología y bio-antropología de los primeros americanos*, Gustavo Politis, Luciano Prates e Ivan Perez

36. *Citoesqueleto y vida celular*, Walter Berón, María Isabel Colombo, Luis Alberto López, Luis Segundo Mayorga y Miguel Ángel Sosa

37. *Genética y salud*, Víctor B. Penchaszadeh

38. *Nanotecnología. El desafío del siglo XXI*, Galo Soler Illía

De próxima aparición

Las guerras de la independencia, Gustavo Paz

El ATP. El transporte y la energía, Juan Pablo Rossi y Gustavo Rossi

Se terminó de imprimir en el mes de diciembre de 2009,
en los talleres de **GAMA Producción Gráfica SRL**,
Estanislao Zeballos 244 (1870), Avellaneda - Pcia. de Buenos Aires.
Tirada de 2000 ejemplares.